心的处方笺

こころの処方箋

河合隼雄的
55个治愈处方

[日]河合隼雄 著 吴倩 译

U0396548

广西科学技术出版社

著作权合同登记号　桂图登字：20-2012-001号

KOKORO NO SHOHOSEN　by Hayao Kawai
Copyright © 1992,1998 by Kayoko Kawai
All rights reserved.
Original Japanese edition published by SHINCHOSHA Publishing Co.,Ltd.in 1992

This Simplified Chinese language edition is published by arrangement with
SHINCHOSHA Publishing Co.,Ltd.,Tokyo in care of Tuttle-Mori Agency,Inc.,Tokyo

图书在版编目（CIP）数据

心的处方笺：河合隼雄的55个治愈处方 / (日) 河合隼雄著；吴倩译. —
南宁：广西科学技术出版社，2020.6（2021.5重印）
ISBN 978-7-5551-1357-7

Ⅰ.①心… Ⅱ.①河…②吴… Ⅲ.①心理咨询—通俗读物 Ⅳ.①R395.6—49

中国版本图书馆CIP数据核字（2020）第048363号

XIN DE CHUFANGJIAN: HEHE SUNXIONG DE 55 GE ZHIYU CHUFANG
心的处方笺：河合隼雄的55个治愈处方

[日]河合隼雄　著　吴倩　译

策划编辑：冯　兰　　　　　　　　责任编辑：蒋　伟　冯　兰
责任审读：张桂宜　　　　　　　　封面插图：大　柴
装帧设计：古涧文化·任熙　　　　版权编辑：尹维娜
责任校对：张思雯　　　　　　　　营销编辑：芦　岩　曹红宝
责任印制：高定军

出版人：卢培钊　　　　　　　　　出版发行：广西科学技术出版社
社　　址：广西南宁市东葛路66号　邮政编码：530023
电　　话：010-58263266-804（北京）0771-5845660（南宁）
传　　真：0771-5878485（南宁）
网　　址：http://www.ygxm.cn　　　在线阅读：http://www.ygxm.cn

经　　销：全国各地新华书店
印　　刷：北京中科印刷有限公司
地　　址：北京市通州区宋庄工业区1号楼101号　邮政编码：101118
开　　本：880mm×1240mm　　1/32
字　　数：210千字　　　　　　　　印　　张：11.5
版　　次：2020年6月第1版　　　　印　　次：2021年5月第3次印刷
书　　号：ISBN 978-7-5551-1357-7
定　　价：49.00元

在编辑这本《心的处方笺》以前，我大概知道日本有这么一位颇具传奇色彩的心理学大师，也是托了村上春树的福（我本人可以说是村上春树的拥趸），从那本二人合著的对谈集——《村上春树，去见河合隼雄》而知。直到遇见这本《心的处方笺》，在编辑译稿的几个月里，我不止一次地梳理、通读这55篇文章，不知不觉，思考问题的方式和待人的态度竟然发生了微妙的变化。这种变化让我惊奇不已，区区数十万字，竟然真有如此神奇的力量。

虽然河合先生本人是一位在心理学界稳坐权威宝座的不可替代的集大成者，但他没有一篇文章是令人难以会意的。相反，他的文章浅显易懂，充满智慧性的幽默，说的每一句话都是再简单不过的家常话，就像聊天一样，即便是再普通不过的人，读起来也丝毫不费力气。这本《心的处方笺》，也是如此。

在这本书里，河合先生列举了很多看似浅显的例子，这些例子都是我们生活里随处可见的平常事，譬如人们总是以为心理学家一眼就能看穿人的心，总是一遇见坏事就开始满嘴牢骚抱怨，等等。对于这些稀松平常的事，河合先生提出了许多独到的见解，这些见解让人醍醐灌顶，有些甚至可以说是颠覆性的启发。譬如遇到好事时，绝大多数人的第一反应是欣喜若狂，而遇到坏事则抱怨沮丧。对此，河合先生提出，无论是好事还是坏事，都不可能成对发生，发生好事，就有可能出现坏事。好事和坏事就像是天平的两端，为了保持天平的平衡，二者必然会同时存在。所以，在发生好事的时候要抱有"好事不成双"的心态，不狂喜；发生坏事时则默念"坏事也不成双"，不狂悲。保持淡然的心态，就会看清一些事情的真相，看到一些未知的可能性和方向。

在日本，河合先生可以说是一位宅心仁厚的国民咨询师，每当社会发生危机时，他都会第一时间站出来，给出自己的看法，用睿智风趣的话安抚民众惶恐不安的心，因此广受人们的欢迎。他的仁心具有一种难以言喻的感染力，可以让人彻底放松下来，不带任何负担地跟随自己的心，从心出发，再回归心里，完成一次心灵的洗涤。

河合先生的这种能力与魅力，与他的经历不无关系。他的父亲是一位牙科医生，母亲是小学老师，他是家里的第三个男孩。中学时代，适逢日本进行大规模的侵略战争，他的二哥成了一名军医。在军营的亲身体验，令他的二哥对战争产生了强烈的反感。而此时，河合先生也被学校强制推荐入伍参军，受二哥的影响，他不假思索地回绝了学校。

因为反对军国主义，拒绝上军校，当时的河合没能如愿进入自己想去的高等学校，只能选择去神户工专电气科就读。后来，他偶然接触到了心理学，并成为一名心理学讲师。在那个年代的日本，临床心理学几乎是一片空白，于是他决定外出留学。凭着不断的努力，他先是来到美国，之后又进入瑞士的荣格研究所深造，并把荣格心理学带回日本，成为日本第一位荣格学派的精神分析师。

无论是起初学成回国还是后来成为权威，河合先生都没有放弃过心理咨询的第一线，即便后来高居日本文化厅厅长要职，成为日本历史上第一个走进内阁的学者，他依然坚持走访各地以及各国，接待各种各样的来访者，进行知识文化的交流与沟通。许多与河合先生有过接触的人，都说他就像是一位亲切的长者，在闲谈中帮人打开心结，消除烦恼，改变想法甚至改变整个人生命运。

凭借学贯东西的才华、睿智的头脑、风趣幽默的谈吐和平实的作风，河合先生不仅赢得了日本民众的拥戴，就连一些拥有一定社会地位的知名人士都视其为重要的心灵导师，村上春树更是视他为自己生命里不可多得的一位知己。村上春树曾说："与河合先生面对面谈着各种事情时，头脑里总是能感觉到一种逐渐放松似的不可思议的温柔感，总之好像整个人松一口气。河合教授真是一位不可思议的人。"河合先生离世后，村上春树仿佛失去了知音一般，在写完《1Q84》三部曲后接受日本新潮社编辑松家仁之的采访时，他毫不掩饰自己的失落之心，说："很遗憾，河合先生去世后，文学世界里再也找不到一个能像他这样理解我的人了。"

河合先生曾经说过，人类的脸很有意思，没有两个人的脸是一模一样的，即便是同一个人，脸上的表情也会有惊人的变化。脸都如此，心又何尝不是呢？这本《心的处方笺》，正是要人们带着这种变化的心理，心平气和地从已知的事情里寻找出被忽视的真相和未知的可能性。

愿你我，都能从这55个处方笺里，找到关于自我、关于人性、关于爱的真正意义。

我接触的河合先生的第一本著作，就是这本《心的处方笺》（《こころの処方箋》）。

那是 2005 年的秋天，我刚刚重返校园攻读硕士学位，在我的导师研究室的书架上，偶遇了这本书。

尽管当时我出于兴趣已经学了七八年日语，但水平相当马虎。

我靠着这样马马虎虎的日语水平打开这本书，在阅读第一篇《人心不可测》时就受到了极大的震撼。

如同我在这一篇之后所写的，那时的我正经历从耍小聪明的心理学从业者开始走向成熟自信的心理学者的转变。这时，书中的这位长者淡淡地微笑着，平实而直白地说出——恰恰是专业人士才会坚信不可能读懂人心，而正是这一点才体现了专业性。瞬间，我有种醍醐灌顶的顿悟感。自己隐隐感觉到但始终不敢说出口的真相，被河合先生以最自然而坚定的语气说出来了。这就是我第一次深切地体会到河合先生的魅力。

其实在翻看这本书之前，我对河合先生本人就有了一些了解。我的导师张日昇老师于

05

1998 年将箱庭疗法（Sandplay Therapy）正式介绍到中国，而河合先生正是将瑞士心理学家多拉·卡尔夫（Dora Kalff）所开创的 Sandplay Therapy 介绍到日本，并将之命名为"箱庭疗法"的人。在阅读文献，特别是听张日昇老师讲解箱庭疗法的过程中，我逐渐了解了河合隼雄这位老者的生平，了解了他的风趣幽默和严谨的学风，并在心里对这位"可爱的老头"很是仰慕。

张日昇老师曾多次与河合先生面谈，特别是张老师的《箱庭疗法》一书在中国出版之后，听说河合先生非常开心，甚至表示自己正在担任的文化厅长官一职还有一年就要卸任，他希望在卸任后能来到中国，和张老师一起推广他最喜爱的箱庭疗法。我听到这一消息后，心中充满了无限的期许，为自己有可能面见这位智慧的长者而激动。然而遗憾的是，短短几个月后，河合先生就因突发性脑梗死而陷入昏迷，再也没能起来。

而我在为硕士论文做研究时，又再次感受到了河合先生的魅力。

我当时在做外国留学生的研究，因此也接触到不少日本留学生。印象最深刻的是有一次，我接待了一位学习农学的日本男孩。在闲谈时，他看到书架上摆着河合先生的书，便很激动地说："你知道他吗？他是一位很了不起的心理学家！"

学农学的人问学心理学的人认不认识心理学家，我正要因此而失笑，却又听到他说："我很喜欢他，读过他的很多书。在日本，很多人都知道他。"

是的，那时的我还不清楚河合先生是一位非常多产的科普作家，他写的心理学普及读本，文字深入浅出而绝不脱离真正的心理学知识，为日本人对心理学、对自我的了解做出了很大贡献。

接下来那位男孩又说："你知不知道，他最近倒下了……"他的眼神一下子黯淡下来，于是，我们在沉默中暗暗为河合先生祈福。

再后来我到了日本，虽然没有去河合先生曾经工作和生活的关西地区，但是有了更多的机会可以获得他的书。我喜欢买书，离开日本的时候，因为行李太多，很多书都被我拿去旧书店让它们去寻找新主人了，唯有河合先生的书割舍不掉，全部寄回北京。

我读过河合先生的若干本书，但我必须承认，最最喜爱的，还是这本《心的处方笺》，因为我无论如何也忘不了最初阅读第一篇时的那种感动。只是那最初的几百字，就让我体会到河合先生对待人无条件接纳与尊重的基本态度，体会到他真的愿意——而不是勉强自己——把每个人当作最独特的个体来尊重。

河合先生是一位将道理娓娓道来的长者，他书中的语言平实而不乏幽默。我常常把他想象成一位深藏不露的高人——

他就化身为你家隔壁的那位慈祥的爷爷，笑眯眯地和你拉着家常，其实说的全都是最精辟的武术功法。

限于个人能力，也许我没能把河合先生的语气原汁原味地传达给大家。对这种可能的遗憾，我在这里致以深深的歉意。

另外，感谢出版社的信任，让我在每一篇之后都补充了一篇我个人的理解。

在这一部分，我根据自己这些年在心理咨询与教学中的经验和思考，从一个 21 世纪的中国心理学从业人员的角度，发表了自己的见解，希望能作为延伸阅读，为各位的心理生活提供帮助。

虽然人到中年，但我始终在成长，今天写下的文字，在一年甚至半年之后，我就会觉得颇有不足。所以我在本书中撰写的这 55 篇文章，也永远都会是不够成熟的作品。对于这一点，希望能得到诸位的谅解。

但我喜欢自己的这种成长、灵活、弹性，或是善变。衷心希望各位读者也能在了解了核心的自己是谁的基础上，成为灵活多变、保持新鲜的人。

不可多得的大师，不可超越的经典

吴倩是我在北京师范大学指导的硕士研究生，后来留学日本，我也是她的先导者。这本《心的处方笺》是河合先生亲自送给我的，我将它背回国内放在我的研究室里，并且将河合隼雄先生所秉持的心理临床的理念和思想介绍给了我的学生。当然，因为吴倩是当时唯一能够看懂一点日语的学生，所以这本书几乎就归她独有。记得当时她很认真地阅读，从她的表情和眼神中，我能看得出她的喜欢。所以，当我知道吴倩翻译了这本书并希望我写点什么的时候，我就一直很期待看到书稿，尽管也有些不安，因为翻译的毕竟是我爱戴的人的书。

这本书汇集了河合先生4年来在杂志上每月一次的连载内容，由55篇短文构成。我认为，这些短文的价值就在于没有说教而是能够让人感同身受、频频点头并会自言自语地说上几句"没错""太有道理了""原来是这样啊"等。河合先生只是娓娓道来，但很生动活泼，又不失他独特的幽默。因为河合先生非常喜欢开玩笑，自喻为"日本说谎俱乐部"会长，甚至还与架空①人物大牟田雄三合著了《说谎是常备药，真话是毒药》，这些在这本书里也有所体现。

　　河合先生是日本最著名的临床心理学家，同时也是日本家喻户晓的文化大家。既然是处方笺，或许你会认为，可以从这位大家的文中找到什么药方或者什么指点、答案之类的。那你可就错了。如同我所强调的"主观能动性和自我治愈力"一样，给你这个处方，还是要靠你自己根据个人情况灵活使用。

　　吴倩不仅很好地翻译了河合先生的这本书，而且做了读书札记附在每一篇的后面，可以将其理解为她自身的理解和体会，这也是我在培养学生时更为关注的自身的体验、心灵的成长和"自性自度"的境界。在物欲横流、急功近利的社会里，这本书或许能成为一帖抚慰浮躁内心的清凉剂，让人们驻足思考，内省自我。

　　我在20世纪90年代初开始接触河合先生的著作，并有幸在1996年第一次见到河合先生。不过，我正式拜会河合先生则是在1998年10月8日，当时河合先生是国际日本文化研究中心所长。由于我是事先预约的，所以有幸跟河合先生进行了一小时的谈话。河合先生在拙著《箱庭疗法》（人

---

① 在日语里，"架空"一词代表虚构的意思。近年来很多受日本文化影响的年轻人喜欢直接拿来使用，例如"架空的人物""架空的小说"等，实际意思就是"虚构的人物""虚构的小说"。"架空"还可以解释成真正的人物在虚构的环境，例如虚构的时间、虚构的地点，以及虚构的人物在真实的环境等。——编者注

民教育出版社，2006）的序二中详细地记述了当时的情景——

　　"张日昇教授特意来见我是为了学习箱庭疗法。当时我们进行了相当长时间的交谈，张教授学习这一疗法并打算将其介绍到中国的热情给我留下了极深的印象，我至今记忆犹新。"

　　与河合先生的会面，加之河合先生的鼓励，使我坚定了要将箱庭疗法介绍到中国的决心。之后，我在河合先生曾经工作过的京都大学，跟随河合先生的继承者冈田康伸教授学习并获得了箱庭疗法的宝贵体验，冈田先生把箱庭疗法的沙箱和玩具送给了我。我将其带回中国，并在中国心理学会主办的核心期刊《心理科学》上发表了《箱庭疗法》（1998）一文，这标志着箱庭疗法正式进入中国。

11

　　在此期间，我跟河合先生一直保持着密切的联系。即使在 2002 年 1 月就任日本文化厅长官日理万机的日子里，河合先生也会接受我请求见面的预约。我还曾经应邀与时任中国心理学会理事长的张侃先生一起，在 2003 年 9 月出席了日本心理临床学会第二十二届大会，并与河合先生同台举办中日心理临床的讨论会，也邀请过河合先生访问北京。此外，河合先生还参加了 2004 年在北京举办的 ICP 国际心理学大会。

　　我最后一次见到河合先生，是拙著《箱庭疗法》出版之后的 2006 年 6 月 16 日。如吴倩在译者序中所说的那样，他拿到我刚出版的著作《箱庭疗法》后非常开心，在上面写上了"祝出版，无为而化"，还挥毫赠言"日日是好日"，这些都已经成为我的珍宝。而实际上，当时河合先生正承受着高松塚古坟壁画保护问题的巨大压力，他很欢喜我的到来可以为他分散一点压力，还表示他在2007年1月卸任文化厅长官之后很愿意跟随我到中国来介绍和传播箱庭疗法。但不幸的是，2006年8月17日，他因脑梗死而倒下并处于昏迷状态。2006年11月1日，他辞去文化厅长官一职，2007年1月17日正式卸任，2007年7月19日去世，享年79岁。

因此，今天我是带着对河合先生的感恩、爱戴和思念之情写的这篇小文，眼中不免泪花闪烁。我标榜自己是河合先生的追随者，这种追随已经超越了国籍和文化的差异。他的心理临床理念，特别是他在送给我的书中写的"心理临床的基本是听"，已经成为我在心理咨询与治疗工作中的座右铭。而我所倡导的"人文关怀，明心见性，以心传心，无为而化"和"陪伴，欣赏，倾听""不分析，不解释"的箱庭疗法的精髓以及心理咨询与治疗的理念，也正是河合先生的心理临床思想的发展延续，以及西方式的心理咨询在中国的变通。

我想，妨碍我们人生幸福的最大障碍，莫过于因我们身边的人的去世而产生的丧失体验。没有任何心理准备的死亡，不管是自己还是亲人，都可以说是我们人生最大的危机。由此必然带来哀伤，而哀伤一定要处理，这也是我的持论。如前所述，在我见到河合先生两个月之后，河合先生就倒下了，而我连表达我的慰问和哀伤的机会都没有。尽管一年以后我参加了在东京举行的盛大悼念活动，但还是感到我的哀伤没有得到很好的处理。在写此文的过程中，我流泪了，泪水很好地处理了我的哀伤，也给了我巨大的人生的资源和生命的滋养。我发自内心地感谢河合先生，当然还有译者吴倩，以及该书的出版编辑。我非常愿意将这样一本好书推荐给各位读者！

是为序。

张日昇（北京师范大学心理学院教授／博士生导师）

13

目录
Contents

14

15

16

17

18

01 人心不可测

〈那些读心操控术真的有用吗〉

作为一个从事多年临床心理学的心理学家，我经常会遇到一些人来向我讨教，问我有没有什么读心术，能轻而易举地读懂他人的想法。更有甚者，有的人因为要与我见面而惴惴不安，唯恐我一眼看穿了他们的内心世界。不可否认的是，我研究的是临床心理学，而且略有所得，也一直致力于研究"人心"。然而，也正因如此，我反而认为人心是最不可能被读懂的——这恐怕与绝大多数人的观念截然相反。

　　我再强调一次我的观点：**我坚信人心不可能被看透**。普通人可能会以为，看透人心是轻而易举的一件事。有的人说，只要看一眼对方的长相，就能立即判断出其是"好人"还是"坏人"。可要是从心理学家的专业视角来看，那些看起来一本正经、相貌堂堂的人，他们的内心也有可能藏着些污浊不堪的事。反之，一些面目可憎的人，也有可能是心思纯良的善者。**真正了解心理学的人，不会一看外表就武断地下结论，而是会以"人心是不可看透且变化无常的"这样的态度来看待他人。**

　　曾经有个孩子，被父母和老师贴上"不良少年"的标签，被打发到我这里做心理咨询。单从表面上看的话，这孩子也确实做了不少出格的事。父母和老师耗尽心力，想让这孩子改邪归正，结果却总是白费力气。徒劳数次以后，父母和老师就都放弃了，把孩子送到了我这里。在这个时候，按照一般人的设想，心理咨询师要做的就是了解和分析这孩子的内心，看看他到底在想什么。不光如此，他们还会觉得心理咨询师也该对孩子的父母如法炮制，好从中找到诱发孩子种种不良行为的根源，之后再据此想出一系列行之有效的具体对策……如是这般吧。

不过，真正的专家却根本不会这么做。

在跟这个被所有人认为是"无可救药的不良少年"的孩子聊天的时候，一定要以一种探求的态度，比如"实际上真是那样吗""到底为什么要叫他不良少年呢"，这是最关键的。千万不能像他周围的那些人一样，不假思索地就把他看作一个不良少年。当我以这样的态度接近孩子时，他竟然出人意料地开始袒露心迹。他流着泪，说着自己的母亲的可怕之处，说他自己从小就总是被母亲骂……要是听到这里，你立即就说"母亲的态度正是导致孩子不良行为的根源"的话，那么你依然是个外行。

孩子一边哭一边控诉着母亲的可怕——这对于孩子来说是真实的，我们必须承认并尊重这一点，但这还远远不足以让我们将其与"他母亲是个可怕的人"画上等号，更不能迅速得出"母亲就是原因"这样的结论。同样，当我们与他的母亲进行咨询会谈时，也应如此。要时刻抱着"不轻易下结论"的态度来为咨询者服务。

以这样的态度坚持数次咨询以后，以往我们看不到的整座冰山，也就渐渐浮出了水面，这其中甚至还包括一些令常人匪夷所思的往事。声泪俱下地控诉可怕母亲的孩子，也会慢慢回忆起小时候母亲对自己的种种关爱；固执地认为孩子坏到无可救药的母亲，也会慢慢试着找些共同话题和孩子沟通，而孩子也能开始慢慢和母亲交谈了。

话虽如此，但事情本身往往又没那么简单。很多来访者的心理状态都是在一段时期内呈起伏状，时好时坏，像一条曲线一样起伏变化着。不过，无论如何，最关键的就是不能根据来访者即时的状态立即下判断、做分析、得结论，而是要将注意力集中在"以后会发生怎样的变化呢"这种未来的可能性上，并在此基础上完成咨询。

不妄下判断，一边期待一边观察，人性这座隐藏在海水深处的冰山就会慢慢显露出来，人也会因此而发生一些微妙的变化，这简直是再美妙不过的事了！不过，这并非简简单单就能做到的，要消耗非常多的心理能量。反之，以为自己读懂了，并且果断地下判断得结论，这倒是轻松得多。"这孩子会出问题，原因全在他母亲"或者"既然这孩子已经是个不良少年了，就真的无可救药了"，像这样下判断的话，自己的责任就减轻了。只需要批评某个人，就能让你产生这件事已经解决了的错觉——这是一种对心理学的滥用，让我忍无可忍的滥用。

与"身体的处方笺"截然不同的是，"心的处方笺"要做的不是分析现状、究明原因、拿出对策，而是从未知的可能性中探寻事情的真相。在这个过程中，处方笺往往会自然而然地浮现。

[猜 猜 我 在 想 什 么]

每个学习心理学的人，大概都经历过这样的尴尬：初次见面的人，在得知了自己的专业之后，立刻两眼放出狡黠的亮光，说："哦？你是学心理学的？那你猜猜我现在在想什么。"

"学心理学的不是看相算命的，所以不能回答这种问题。"——可能很多学习心理学的人会尝试这样为自己的专业申诉，然而这却不能让对方满足。因此，在 15 年前，当我刚刚踏入心理学的领域时，我会绞尽脑汁，耍小聪明地给出诸如"我猜你在想我到底能不能猜出来你在想什么"之类既无错又无趣的答案，原因就是为了维护自己少得可怜的那点专业性，同时又为自己能够有求必应地、"高明"地解答问题而骄傲。

我的小聪明还算有节制，这些年来，我看到太多半瓶醋——甚至只有一个瓶底儿——的"心理学家"会拍着胸脯、充满自信地表示自己能迅速地看透别人。在本书里，一些篇章会专门就理解人有多难进行阐述，在这里，我只是希望你知道，很多"半瓶醋"会用"我能理解"来掩饰自己的心虚——

就像 15 年前的我一样。**只有真正不需要外在包装来保持自己权威的人，才可能有勇气淡然地说出"我不知道""不可能读懂人心"**。

聪明的读者，你仍然可以用"那你猜猜我在想什么"来试探那些自称是心理学家的人是不是可靠，只不过你该搞清楚，最负责任的回答应该是什么。

02

抱怨时多想想『好事不成双』

〈为什么好事总轮不到我头上〉

正因为人心是不可测的，所以那些所谓人类内心法则之流，要么纯属空谈，要么就是管中窥豹。我从来就不相信有什么法则，不过一点我深信不疑，那就是好事不太可能成双。

所谓好事不太可能成双，就是说发生一件好事的同时，紧跟着就会有一件坏事发生。比如，在公司里被领导提拔，这是好事；但与此同时，可能会招致同事的嫉恨，这就是坏事。再比如，中了大奖，这是好事；但可能会因此而遭人勒索，这就是坏事。世界就是这样公平，不可能把好事一箩筐地全砸到一个人的脑袋上。那些喋喋不休、整天抱怨的人，正是因为不懂这个道理，所以才满口怨言。他们不明白，之所以有那些令他们抱怨不止的坏事，是因为之前在他们身上也曾发生过好事。为了保持好与坏的平衡，坏事才得以存在。

尽管如此，人们仍然希望自己能得尽天下所有的好事。因此，但凡出现一点不顺心的事，他们就开始抱怨。不过，在这种时候，你要是能纵观全局，就会淡然地以一句"好事不成双"聊以自慰。如果你能用发展的观点思考，那么即便事情坏到了笑不出来的地步，你起码也能对自己说："原来如此，其实还是挺顺利的。"——如此一来，很多时候你就用不着生那些没必要的气了。

关于这句话，还可以做一个反向推论，那就是坏事也不太可能成双。当身边出现不顺心的坏事时，只要能冷静下来凝神仔细看清楚，多半就会发现好事正藏在某个地方。比如，好不容易决定好好努力工作的时候却生病了，这难免让人懊恼不已，可仔细想想，这正好能让自己好好休息一下，或者这正是对自己太过拼命的警告。

再比如，夫妻俩齐心协力，经过数年的打拼，事业与财产双丰收，但此时却跑来个不务正业的浪荡亲戚找他们要钱。无论是对付他，还是收拾残局，都让人大伤脑筋。可是，反过来想想，也正多亏了这件事，夫妻俩才统一战线，说不定还刚好借此躲过了大多数夫妻都会遇到的中年危机呢！要是看不到这一点的话，夫妻俩就会为了这么个亲戚而吵架，爆发中年危机甚至以离婚收场。

这条法则最迷人的地方，就在于它说的是"好事不太可能成双"，而不是"好事绝不可能成双"，这就说明它并非一种强硬的绝对真理，好事偶尔也有可能会成双降临。凭借相当大的努力或是靠着相当强的运气，又或是两者兼备，成双的好事就会出现。不过，虽然我们一般都认为，要想让好事成双，就要付出更多努力，但其实这往往靠的是运气。即便因为一时幸运而好事成双，多数人也会以为成双的好事是靠自己的努力得来的，等下一次付出同样的努力时，就会期待再次出现成双的好事，可这时往往会事与愿违。此时，他们就会觉得，这一次自己遇到了成双的坏事，禁不住哀叹说："没道理会这样啊！"

只要明白了"好事不太可能成双"，就能在出现好事时预见到，为了保持平衡，可能接下来会出现一些坏事。这样一来，一旦坏事真的出现，至少在精神上做好了准备。程度相当痛苦，在做好准备的前提下，人往往更容易承受。此外，如果能事先做好准备，积极地接纳，痛苦也有可能会减轻许多。

每当有什么喜事时，我们都会给亲戚、邻居送喜饼分享喜悦，这是自古以来的习俗。这类习俗大概也是由这种平衡感而来的，这些让人觉得很麻烦的古代习惯和礼仪，要是能从这种角度重新审视的话，想必就会发现新的意义。

"好事不太可能成双"这种平衡发展的观点，除了能用在表面的物质层次上，还能运用到我们的内心世界。既看物又看心，做整体性的观察和思考，这种恰到好处的平衡就能让人发自内心地感到佩服。

我说了不少煞有介事的道理，其实说白了，就是赚了钱就得缴相应的税。我讲的其实就是这种理所当然的事情。当然了，日本寺庙庭园的参拜门票，不管收了多少都用不着缴税，这也是不争的事实。不过，那是作为一种宗教性行为而被人们认可的。我这里所说的这种法则，只适用于我们俗世，在宗教界里不能通用。这一点，我必须在最后加以说明。

[想 想 事 情 的 反 面 吧]

河合先生的意思是，让你悠着点，遇上好事之后，正有坏事等着你呢。

可我们总希望好事不光要成双，而且要成三成四，甚至成全。比方说要找个工作，谁都希望找个十全十美的好工作：离家近、轻松、挣钱多、上升空间大、名头好听、人际关系单纯、专业对口、工作服漂亮……一般人自己也能发现问题，心里也明白这些全都要的话，未免太过贪心，可哪一项也割舍不掉，暗暗期盼着世界上就有那么一个工作能够满足这所有的条件。

我要说的是，有时候我们是否发现，这些期望彼此之间有矛盾的地方呢？每一个听起来很美好的期望，它是否有一个并不美好的反面呢？比如，"离家近"虽然会减少通勤时间，但假如出现突发事件需要找人在休息日临时到公司加班时，你会不会因此而成为领导的首选呢？你又会不会在假日出门时，因为不得不路过公司附近而感到不快呢？

好事不成双，这不仅是说世界上一般没有那么多好事会同时存在，而且遗憾的是，几乎每一件事都蕴含天使和恶魔的两面。要么你得到一些的同时要付出另一些代价，要么就"汝之美食，吾之鸩毒"——对别人来说如美味佳肴一般的美事，摊到自己头上就成了致命的毒酒。

不过，好在反过来也是如此。你以为倒霉透了，其实里面却包含着宝石，能够找到它，你就赚到了。

这本书就在努力向大家展示，如何换一个角度看待问题，看出一般人会忽略的深意来。如果你能够通过本书习惯这样的思维方式，那你就离人生赢家又近了一步。

03

百分百正确的话就是毫无意义的话

〈听人劝就能吃饱饭吗〉

这世上总有些人爱说一些横看竖看都正确，甚至是百分百正确的话，比如对不良少年说"你要改邪归正"之类的话，对吸烟的人说"吸烟有害健康"，等等。这些话不管对谁说，不管什么时候说，不管针对什么事说都是正确的，所以被说的一方只能乖乖称是，或胡乱扯些歪理来反驳。如果是后者，肯定又得被"你这样说是不对的"之类的话教育一通，倒不如干脆乖乖地听着更好。

当然，我也并不是说不能讲正确的话，只是大家应该先弄明白，这种话根本就派不上什么用场。

比方说，棒球教练对站在打者席上的球员说"要打出安打"，这是百分百正确的话，一点没错——但也是毫无意义的废话。要是这位教练告诉球员"对方投手会在关键球的时候投出变化球"，这话对球员来说肯定大有帮助，但并不一定是百分百正确的：对方的行动可能会出乎教练的预料，可能就因为这句话球员失误了，让对方得到先手。球场上可能会这样，也可能会那样，如果只思前想后圆自己的话，那教练就没办法指导了。在面对各种各样的可能性的时候，如果必须当机立断，那么他会用最大的一种可能当赌注。要是一语中的，那自然是非常了不起了；可万一赌输了，他也必须得担起相应的责任。

这就足以体现给人忠告的难度和有趣之处。在告诉孩子"别再做坏事了"以前，应该先好好想想：让这个孩子不再做坏事的话，都需要做些什么？对于孩子自身来说，当下又能做些什么？不事先在研究这些上面下点功夫，就无法提供任何有意义的忠告，而且在说出的忠告里，还可能隐藏着一定程度的不安和危险。要是连这些不安和危险都不能察觉，光是说些不负责任的话，那引发恶果也是很正常的事情了。

只要是在某个场景下当机立断的劝告，即便有可能导致失败，也是有意义的。没有赌上自己，也不想负任何责任，光是说些百分百正确的话，单凭这个就妄想能帮到别人，这未免太天真了。要是这种百分百正确的话真能让人改变的话，那不妨先拿这些话在自己身上试试。"要好好工作""戒酒吧"，对自己说这样的话试试看，恐怕你很快就会发现，这些话根本起不到任何作用。

当然也有些相当了不起的人，他们如此告诫自己，也确实收到了效果。不过，像这种伟大的人，怕是已经超越常人的范畴成为神仙了。真要是成了神仙，那也用不着什么"心的处方笺"了。实际上，如果有人能在任何时间或是任何地点，都只做对任何人来讲都正确的事的话，那他到底是不是真的作为"人"活着呢？我想，他恐怕早已成仙了吧。

百分百正确的话基本是废话无疑，而且，即使在某个时候对某个人产生作用，也很难说是百分百正确的。只要仔细想一想，你就会发现我说的这话也是一句十足的废话。可是，当某句话对某个人起了作用时，他往往会高兴得忘乎所以，以为这就是普遍的真理了。下边这个例子，就足以说明这一点。

　　某个人相信"说想死的人里，没有人真的会去死"（其实，这种情况绝对无法断言，有很多人是说过"想死"之后自杀的）。有一次，他对一个扬言"想自杀"的人说"既然如此，我就教你自杀的方法吧"，然后就真的详细地教了那个人自杀的方法。对方听了以后，觉得可怕极了，就放弃了自杀的念头。这件事令他尝足了甜头。之后，他又遇到了一个想自杀的人，他如法炮制，结果对方真的按照他教的方法自杀了。从此以后，这个传授自杀方法的人就彻底消沉了。

　　这是个非常极端的例子。不过，令人意外的是，类似的事情却时有发生。第一次说出某句话，是赌上了最大的可能，做好了担责的准备。等到第二次，他就会侥幸地以为这次会像第一次那样顺利，所以就偷懒耍了小聪明，随随便便说出了与第一次相同的话，结果事情却不能像初次一样顺利解决。尽管我们会说"会和以前一样吧"，可仔细想想看，人生本来就没有什么"同样的事"。当然了，像"昨天是七点钟吃的早饭，今天也同样……"这种层次的同样的事是存在的，每天早晨都按时烤好面包也是可能的。不过，当事情与某个真实的人之间发生千丝万缕的联系时，就不太可能会出现"同样的事"。这个时候，一般人所想给出的百分百正确的道理完全无用——人们最需要的，只是那个对自己适用却并非完全正确的道理。

读者该不会认为我上边所说的话是百分百正确的吧？慎重起见，我一定得补上这么一句。

[不 仅 没 用 ， 而 且 有 毒]

当身边人遇到伤心事时，我们普通人往往会不由自主地用百分百正确的忠告去劝导对方——"别伤心了""不要哭了，哭多了伤身体""要坚强"。其实，对方的内心自然也知道那些都是"真理"，他恐怕已经对自己说了一万遍"我不能再为这件事伤心，我得坚强起来""我不能被这种事打倒，不能消沉下去"，甚至在万般无奈下还可能威胁自己"不许再哭了"，然而这些都没能起作用。当事人不仅早就知道这些"真理"，甚至还会因此对自己的没用感到愤怒和羞愧。

所以，这种时候说些百分百正确的忠告，只能加深对方的自责和羞耻感。换句话说，"别人也对我说别再伤心"＝"别人也觉得我不应该这么伤心"＝"别人也觉得我伤心是不对的"＝"我这样是错误的"。就这样，我们把当事人逼进了自我否定的死胡同，甚至会造成他对自己的全盘否定。

仔细想想看，**其实当我们说出这种百分百正确的忠告时，**

往往是因为自己内心的窘迫。因为不想再听下去了，想让对方快点结束这个话题；或者是出于自己的力不从心，不知道该说些什么安慰对方好，于是就拣了这种"真理"来佯装关切。

百分百正确，也就是说，对万千世界的每一个角落的每一个人都适用，因此它只能作用于所有人共通的那部分，而抹杀掉活生生的"我"。当我们面对一个真实的人讲出这样的"真理"时，也就相当于在象征意义上抹杀掉这个具体的"人"了。因此从根本上来说，百分百正确的忠告是不会起作用的。

所以，如果我们真的想给人忠告，就必须设身处地去体会对方的感受，尊重和接纳面前独一无二的人。在此基础上，我们才有可能陪着他一起去寻找到底是什么阻碍了百分百正确的忠告起作用，去寻找专属于他本人的"真理"。

04 一旦打破了沉默，就请继续说下去

〈忍耐是最好的美德吗〉

日本人有种所谓的美德，就是默默忍耐，甚至还有人从中看出了美感。一定要坚持忍受痛苦，并且没有任何怨言，也不抱怨不公平。这种伦理观，直到今天仍然是许多日本人的心灵支柱。

不过，很多事都具有多面性。不沉默，不忍耐，大大方方地说出自己的意见和想法，这也是一种观点。可以说，近些年来，后面这种观点逐渐开始占了上风。比方说，一直以来只知道忍耐的日本的妻子们，也慢慢开始明确地向丈夫表达自己的意愿了。最近新闻界炒得沸沸扬扬的"退休金离婚"现象，正是这种势头的表现。妻子不再一味忍耐丈夫的专制——对妻子而言是专制——而是会明确地告诉丈夫，自己已经忍无可忍了。

有个美国籍丈夫与日本籍妻子闹离婚的例子。日本籍的妻子首先对丈夫提出了不满，因为丈夫的朋友里有个她特别讨厌的人。每次这个人来家里玩的时候，妻子总是强忍着不快去应酬他，但是渐渐地，她再也受不了了，就对丈夫说："我非常讨厌你那个朋友。"丈夫也没反驳，只是任由她说。没过多久，丈夫又把那位朋友带回了家。于是，妻子就被激怒了——"我之前明明已经那么清楚地跟你说我讨厌他了，可你还把他带回来，这分明是无视我的感情。"她坚持认为，这就是丈夫不再爱自己的证据。

对此，丈夫却这样说：

"我知道妻子很讨厌我的那位朋友。可是她只是说她讨厌那种人，然后就没有下文了，也没打算和我商量以后该怎么办。就算妻子讨厌他，我也一样打算和他做朋友。所以，为了解决这个矛盾，我要么尽量少带这个朋友回家，要么即便我把他带来了，也不让他们在一块聊天。我想，总能找出一种妥善的解决办法。可是，妻子只是表达出自己的情绪，却一点没打算在找解决办法上努力，所以我觉得是她不爱我了呢。"

这番话令我颇为受教。如果按照过去日式家庭的要求，只要是丈夫的朋友，这位日本籍的妻子就必须默默忍耐，而且还必须笑脸相迎。不过，日本人也发生了变化，妻子会提出自己的主张，说出"我讨厌那种人"这样的话来。这是打破日本古老伦理观的第一步。

既然已经踏出了第一步，那就别就此打住，也要听听对方怎么说，然后再进一步地阐述自己的观点，不断地沟通和讨论，据此来找出妥善的方法。这就是那位美国人所说的话的含义。

沉默不语是件很让人难受的事，可就算如此，也并不是说只要把话说出去了，就能立刻轻松下来。不只表达自己的意见，还要听取对方的意见，和对方一再讨论——这恐怕需要与沉默同等程度的对苦痛的忍耐力才行。不管你选择哪一种方式，都不会轻松，生活本来就不是那么轻松的事。

我们很难说日本传统的观念与美国式的观念哪一个更好。不管是哪种观念，都各有短长；不管采取哪种观念，要想真正地贯彻到底，都必须付出相当程度的努力。搞不清这一点的人，就会觉得日本的观念太痛苦了，坚持不了，所以就变成了美国式。可是按照美国人的观念才做了一点点，发现并没有那么顺利，又开始说果然还是日本式更合适啊。无论选择哪一种观念，只要还没认清坚持这种观念需要付出多少努力、需要努力到什么程度的话，就都不可能顺畅地执行下去。

　　虽然不能说哪一种观念更好或更坏，不过，以时代的趋势来讲，越来越多的日本人开始向美国式观念转变，这是不争的事实。与以往相比，不再沉默、直抒己见的人多了，这也是不争的事实。无论是在职场还是在家庭，想来恐怕都是这样吧。

　　不过尽管如此，我们还是难以避免被日本式的观念所左右，大概有很多人会像前面例子中的那位日本籍妻子一样，完全没有意识到：当我们说出些什么的时候，那并不是最后通牒，而只不过是刚刚打开话题而已。如果你不再沉默，而是开始表达的话，我认为你一定要做好心理准备。艰难而漫长的沟通，正是从这一刻开始的。

[最后通牒 ≠ 沟通]

有一次给刚刚接触心理学的社会人士上心理学课，午休的时候，有位女士说自己很头疼孩子的问题。她希望孩子能好好考大学，可正上高二的孩子的心根本不在学习上，不想上大学，扬言高中毕业后就要去找工作。

我问："关于上不上大学这事，你和孩子好好沟通过吗？"

她即刻回答："沟通过很多次！我跟他说，必须上大学！"

听到这儿，连坐在旁边、同样刚刚接触心理学的其他同学都忍不住说："这听起来不太像沟通呀……"

很多人不懂什么是真正的沟通。不管是夫妻之间、亲子之间，还是同事之间，如果我们能够站在客观的角度倾听，就常常会发现，他们都把单方面地说出自己想说的话就叫作沟通。

人与人之间的沟通应该是双向的，有信息的输出，有信息的接收，也应该有反馈的过程。沟通首先要保证信息能够传达到对方那里（比如周围的声音是否很嘈杂），保证用对方能够听得懂的方式传递信息（比如对方只听得懂英语就不能用中文表达，不该用会引起对方误解的词语）。再有，输出信息的一方也要注意接收对方的反馈，根据反馈来调整自己的发言。因此，即便是命令式的单方面的信息传递，想要让对方成功地接收信息，也必须考虑对方的具体情况。

而现实中我们所说的沟通则复杂得多，它指的是相互之间的交流，这必然包含通过讨论而达成共识的过程。我认为上大学是唯一正确的选择，那我就有责任给出支持自己观点的论据来；同样，我也该抛开成见，听听支持你的意见的都有哪些理由。然后我们会争论，甚至会出现激烈的摩擦，可只有通过这样的过程，我们之间才可能逐渐地趋向相互理解，趋向达成某种共识。其实，有时候争论的结果并不是证明谁是对的，而是发现双方都有误区。像刚才的例子，有时候，也许孩子反对的并不是上大学本身，而是拿上大学当作唯一正确的选择。如果家长能够承认上大学并不是唯一正确的，那么，孩子也可以承认，上大学是个不错的，甚至是个较好的选择。

最后通牒不等于沟通，也并不是沟通的结束，而应该是沟通的开始。

05

沉湎于过去，就是不肯往前走

〈过去真的比现在更好吗〉

总是会听到人们情不自禁地慨叹"还是过去好啊"……你要是觉得我在胡扯，那就不妨去看看电视、听听广播，要不了多久你就能听到类似"过去可没有这种事，现在啊……"这样的感慨或批评。据说，就连3000多年前的巴比伦黏土板上也写着类似"今日之年轻者已从根本上全然颓废""如从前的年轻者一般重新振作之事，已然全无希望"这样的字眼。为什么人们总是喜欢说"还是过去好"这种话呢？

要是"还是过去好"是真话的话，那人类社会只能是在不断退化。要是从巴比伦时期算起，那现代人可以说是相当恶劣了。但事实是，3000年来人类社会获得了长足的进步。

其实，只要是具体听一听那些认为"还是过去好"的人所说的内容，就会发现他们大体上都是在说"我小时候"或是"我年轻的时候"怎么怎么样，然后批评说与那时候相比，"现在的……"就没那么好了。虽然说的是过去，但其实指的是自己以前所生活的时代，很少有人会拿江户时代①、镰仓时代②的那个过去和现在做对比。其实，这些人并不是在比较过去和现在，而只是想说"自己年轻的时候"或是"自己这些人"更好罢了。

① 江户时代即德川幕府统治日本的时代，自1603年德川家康于江户（即现在的东京）建立幕府开始，至1868年将江户城移交明治政府军为止。——译者注

② 镰仓时代开始于1185年，源赖朝于镰仓设立幕府；结束于1333年。——译者注

"还是过去好"这一论调还有一个特点——往往是极端片面的论点。比如说"过去高考可没现在这么残酷，我们年轻那会儿还是比较悠闲的"。首先来讲，过去的考生可不像现在的考生有这么强的竞争意识，还是很关心同学的。照这么一说，就好像现在的考生都很冷漠似的，所以比起来，"还是过去好"这一论点就成立了。

　　不过仔细想来，过去很多人想上大学，但因为经济原因上不成，所以竞争自然就不算激烈。或者，那时候就算可以上大学，可有的人也因为经济原因无法去离自己家太远、不能每天往返的地方上学。因此，过去想进名牌大学也不是特别难。如此想来，和过去相比，现在很多人可以去考自己想上的大学了，仅从这一点上来说，也该是"变得更好了"。

　　当然，正是因为有了这样的"好处"，所以才出现了高考竞争日益激烈这样的问题。不过从整体来看，不能单纯地认为是"过去好"。仔细想想就会发现，可以单方面地说"还是过去好"的事其实是少之又少的。

　　其次，当谈到"那现在该怎么办呢""现在能做些什么呢"的时候，人们往往会发现，"还是过去好"这种论调是相当无力的。就算说"过去的高考比较容易，还是过去好"，可又能怎么样呢？根本就提不出行之有效的解决方案。

　　像这么仔细想来，"还是过去好"这一论调往往就是泛泛的空洞之词，然而我们却常常能听到这种论调，甚至连自己也会在无意中说出这种话来，这又是为什么呢？这是因为自己跟不上社会的变化，不肯往前走，所以才想说的吧。

如果坦承自己已经跟不上现在年轻人的生活方式了，那确实会让自己沮丧至极，因此才会说些"现在的年轻人真是太不像话了"这样的话。可是，人类社会难道不是从 3000 年前开始，就一边重复着"如今的年轻人可真不行，越来越差劲了"，一边进步到现在的吗？

不过，也有人认为人类丝毫没有进步，就算科技进步了，人类本身还是在不断退步。对于这样的人，我该说点什么好呢？我可以做个让步，认为人类"并没有什么进步"，但也不能说变得更差了。这样的话，我就要把题目改一改，改成"跟不上变化的人"。如果我都让步到这儿了，你还是想说"还是过去好"的话，那恐怕你也很有必要想一想，自己是不是也变得"跟不上时代的变化了"呢？

不过，人有的时候也需要自我安慰，放松一下，所以喝酒的时候和朋友一起感慨一下"还是过去好"，这对自己的心理健康也是有好处的。只是你心里应该清楚，说这种话，其实也没什么太大的意义。

[也 该 看 看 现 在]

说"还是过去好"的危害在于，几乎没有人会因为这句话而真正受益。

这话要是对年轻人说，往好里说，会让年轻人觉得你又在老生常谈，啰里吧嗦，搞得他对你烦得不得了；往坏里说，你这话相当于在说"你们年轻人统统是不好的，只有我们这代人才统统是好的"，于是就造成了两代人之间的矛盾，成了挑衅的话语，叫他们如何不来气？

这话要是对自己说呢？虽然说能抱怨的时候是最好的时候，发发牢骚也能在一定程度上保持心理健康，不过从实际的效果来说，这话并不能改变什么，就算你说上一万遍恐怕也很难穿越回去了。**而且，当你不停重复的时候，你就把视线集中在了"过去好，现在差"上。无限放大这种差异，人就不会想去适应现在的环境。回不了过去，也适应不了现在，所以人就只能被不满、愤怒等负面情绪包围。**

这话要是和跟自己差不多年纪、同样喜欢说"还是过去好"的人说说，倒是可以一下子拉近彼此的距离，让彼此产生认同感，从这一点上来说，这话也是有一定好处的。不过，要是凑在一起总是说这个，会比自己一个人重复这句话更能彼此感染，还能通过别人验证自己的想法——看吧，别人也这么认为！结果，你就把自己塑造成了既不能回到过去，又不能适应现在的悲情人物，这也是不利于心理健康的。

如果非要说"还是过去好"，那就不要带情绪，客观地说明过去到底哪里好，现在又到底是什么样。其实，有的时候问题就出在没能客观看待上。"现在的孩子，上课居然玩手机！我们小的时候哪有什么手机啊。世风日下！还是过去好！"他小的时候的确是没有手机，可是他是不是已经忘记了，自己小时候在课堂上也很喜欢在课本上画画、看小说、传纸条？虽然玩手机这个行为过去确实没有，可在没认真听讲、叫老师头疼上，难道不是一样的吗？

在我们的记忆里有个美好的过去，这当然是无可非议的，即便其中有我们对过去的美化也可以理解。我们总以为再也回不去的伊甸园是最美好的，甚至都忘了毒蛇本身也是伊甸园的一部分。既然已经折了翼，再也回不去天上了，那就睁大眼睛看看人间到底是个什么样吧！因为，再过上若干年，搞不好你又会对现在感到怀念了。

06

唯有强者才懂得感谢

∧什么样的人会记得你的好∨

我有时也会碰到一些同行来找我作指导。曾经有个在企业里做心理咨询顾问的人，跟我说了这么一番话：

"心理咨询还真是个不可思议的职业。很多来咨询的人都是靠着自己的努力一点点好起来的，我并没针对他们做什么具体的工作，但咨询结束后他们总是会说好多感谢的话，甚至有时还会送我一些小礼物。可有的人，我真是为他们费尽了心思，为他们四处奔走，甚至一听见他们说话我就开始不由自主地烦闷，就这么在他们身上耽搁了好多年，可他们连句感谢的话都没有。我怎么觉得这两种人好像反过来了啊！"

对于这种事，我想说的是："能够说感谢的人才是强者。"

发自内心地感谢他人，是一件很难办到的事。要做到这点，首先就得承认自己从别人那儿得到了帮助，弱者是根本无法接受这个现实的，他们必须马不停蹄地去处理接踵而来的不幸或灾难，根本没有工夫去考虑其他人；又或者他们所经历的不幸实在太多了，以至于他们有一种接受帮助是理所当然的事的错觉。生活中确实有这种明明事不关己却被牵连进不幸中的可怜虫，对于他们而言，从这个给他们带来不幸的世界里拿些援助也没什么值得感谢的，而且拿到手的援助往往还远不能弥补他们遭遇不幸的损失，因此甭说感谢了，不满都是很正常的。

这样的人不懂得从个体关系的角度看待事物，而是狭隘地以为自己是因为这个世界（社会）而受害的，所以拿些补偿实在是理所当然。我们心理咨询师，都被他们看成是这个世界的代表。

此外还有一种人，他们觉得如果承认了自己从谁那里得到过帮助，一旦没能处理妥当，就会令对方处于自己之"上"，令自己居于人"下"。但事实上，根本就不会构成什么上下关系，人类就是靠着你帮我、我帮他这样互相帮助得以生存的，所以即便接受帮助，承认感恩，也不会形成上下关系。不过尽管如此，还是会有人这么想——也正是因为讨厌这一点，人才会扯出这样那样的理由，不去表达自己的感激之情。

还有一些人，他们把本该有的感激之情转化成了一种难以承受的重负。这种人会不顾一切地拒绝他人的帮助，或者即使接受了帮助，也会因为难以承受这种重负而对对方横加挑剔，心生厌烦。

由于上述种种原因，表达感谢实在是一件非常困难的事，也有人因为太难表达自己的感谢之情，只能不停地说些"对不起"之类的道歉的话。要表示感谢，就得在心里一直装着这件事，所以没有承受这件事的强大心理的人，只能一个劲儿地说"对不起"，好从心里彻底摒除这件事。

要是明白了这些，再遇到没有被人感谢的情况时，做心理咨询工作的人就不会觉得愤怒或是奇怪了，而是能够理解——原来他还处在这样一个阶段呢。而当对方经过一段时间的心理咨询，能够说出感谢的话语的时候，我们也可以明白——啊，他已经变得相当强大了呢。

虽说是感谢，可表达也应该有度。如果总是毫无必要地不停表达自己的感激，或是送去不合适的礼物，那对方的心情与没得到感谢时的心情也无异。能适度衡量自己受到的恩惠，在心中存有相应程度的感激，并且确定这些不会对自身的存在造成任何威胁。这么一说，大家明白了吧，不是相当坚强的人，确实很难做到感谢。

有时候，需要事先就了解某个人心志坚强到什么程度。我以为，这种时候，判断这个人是否拥有能够适度地表达感谢的能力，可以成为一种极为可靠的衡量方法。

我有必要再次重申，在感谢这点上，适度是非常重要的。那些仿佛得了"感谢病"的人，其实也并不太坚强。

从基本上来说，感激之情是不需要那么显眼的。

[谢 谢 ， 再 见]

现在的所谓"心理学市场"上铺天盖地地充斥着要感谢一切，甚至是要感恩的思想。随便参加个所谓的"心理小组"，仿佛最后不煽动一下感恩的情绪，就不"心理"了一样。要感谢一切：感谢世界，感谢父母，感谢一切美好的，感谢一切伤害……说实话，这些真让我难受。也许是我还不像他们那么强大吧。

我不会矫情地要你感谢伤害。即使发生了一次伤害，让你有机会处理伤害，让你通过斗争增强免疫力，可对伤害本身，我觉得或许你可以原谅，但没什么可值得感谢的。

发生的一切事，都不可能是完全好或完全坏，一定有着很复杂的成分。我想，一个成熟的人应该可以区分这些不同的成分，一分为二地看待事，看待人。

父母的爱是完全的吗？我看未必。工作中，时常可以遇到被父母深深伤害的人，这些伤害，有的确实是无心之举，有的是半有意的，有的根本就是有意的。

如果对所有这些伤害，我们都要求别人去接纳、去感谢，我想，这对当事人来说未免太过苛刻，而且也太不公平——为什么伤害可以被允许，对伤害生气却不被允许？

只是当事人往往也一方面很生气，一方面又无法接纳对父母生气的自己。于是，这些怒火只能被压抑，当事人只能继续伤害自己。此时，他们对父母——伤害自己的人——的看法常常在两个极端波动：要么觉得他们竟然这么对待自己，太可恨了；要么觉得父母养育了自己，自己竟然会这么想，太混蛋了。即使是在这两种想法间波动，他们的想法仍然是片面的，因为在他们看来，父母养育自己和伤害自己这两种成分无法同时共存，因此才会产生矛盾，产生痛苦。

当一个人的内心力量还不够强大时，他得把全部精力都放在舔舐伤口上，能够让伤口不再变深，已经是很了不起的成果了。只有当内心力量变得强大了，人变得足够成熟了，他才能够全面地看待问题，允许一个问题同时存在几个不同的部分。

父母确实有值得我们感谢的部分——他们给了我们生命，不管那是有意为之还是无心之举。如果父母伤害过我们，我们会因此而生气、愤怒，这也是正常的、理所应当的。如今我们已经成人了，不想再受父母的约束，想要离开父母，这也是自然的。于是，当内心足够强大的时候，我们就能够爱值得爱的，愤怒该愤怒的，对该感谢的部分表示感谢，对该远离的部分说再见。

以上所说，不仅对父母如此，对师长、对上司，恐怕也如此。

07

觉得焦躁，是因为害怕自己被看透

＜我们怎么莫名就烦了＞

情绪是个很有意思的东西。喜悦、愤怒、悲伤……当这样那样的情绪产生时，人类或加以抑制，或宣泄于外。而且，从每种情绪的背后，我们都能找到相应的引发这种情绪的事由。

不过，对于焦躁这种情绪，虽然我们似乎能觉察到它出现的原因，但在多数情况下，我们是很难真正了解它出现的真实原因的。所谓焦躁，就是没办法让自己平静下来。我觉得，在这种无法平静的情绪背后，一定存在某个我们看不透的东西。

有位妻子感叹说，只要一听到自己的丈夫说话，她就开始焦躁不已。之前她一直觉得是因为他说话太慢了，不过，最近她又觉得，是丈夫拖泥带水的说话方式让她感到焦躁，要是他能更干脆一点的话就好了。她说，每次只要丈夫一开口说话，她就很想从旁插话说"再说快一点、说清楚点"。

她的丈夫说话的节奏的确有些慢，所以可以理解她为什么特别在意这一点。不过，如果焦躁的感觉真如她所说的那么严重，那就有些耐人寻味了。这种时候，如果我是当事人，我就会在心里告诉自己："我会感到焦躁，是因为我有什么东西没有看透。"在把这种焦躁的情绪直接抛向丈夫之前，我会先把目光落在自己身上，进行自我探索，比如对自己说："先把这件事搞清楚吧。"

不过，即便我这么说了，还是会有人说：一旦烦躁起来，就根本没办法冷静下来，不把这种情绪抛给对方，我就会憋得难受，性格就是如此，哪能说得这么轻描淡写呢！可正是因为如此，我现在所说的这些才更加重要：**为了防止自己身上的某些东西——多数是和自己的某些缺点相关——被看透，人们就会出现焦躁的情绪，并将其作为攻击对方的武器。**

上面说到的那个妻子，在与我谈话的过程中，突然间意识到自己也总会将必须做的事情一再拖延。自己对要紧事的这种拖延，和丈夫说话的拖延之间有着微妙的关联。当她意识到这一点，并开始按部就班地进行自己的工作之后，即便丈夫那拖泥带水的说话方式仍偶尔令她恼火，她也不会像过去那样焦躁不已了。

共同生活的夫妻二人，除了思想之外，心灵的活动方式也是你呼我应，所以就更容易出现这里所说的这种焦躁。特别是当有一些新的变化开始出现时，由于没有察觉到那种变化，双方就变得焦躁起来。这种时候，要是其中的一个人能将目光集中到自己内部，对自己说"有什么东西我没有看透呢"，不急不躁地探索，就能够从焦躁中发现一些有意义的事物。

一般说来，夫妻间的这种焦躁会相互冲击，甚至会令双方产生分手的念头。慢慢地，焦躁的情绪有所收敛，二人就又和好如初，如此循环往复。其实，只要仔细想一想，就不难发现，在那段备感焦躁的时期，发生了一些变化，也解决了一些问题，只是他们本人没有意识到而已。

如果焦躁感反复侵袭，就这样顺其自然也不失为一种办法，不过要是能稍微看透点的话，就能少受一些焦躁之苦。而且，哪怕只是了解了自己焦躁的原因，让焦躁的情绪变得有意思起来，光是这一点，不也算是赚到了吗？

焦躁源于对被看透的恐慌。这种时候，如果一个人没能看透自己，多数情况是没能看透自己的缺点，而他自己还悠然处之的话，周围的人就会变得焦躁起来。这种人，他自己越是平静，周围人的焦躁感就越是强烈。在家里或公司里，如果有这种心平气和的人，周围人就会因为莫名的焦躁而发生争执。旁人看起来就会觉得："这家人，父亲（母亲）倒是很心平气和，可为什么其他人老是吵个不停呢？"不过，就算真的有这种情况，也是一样。虽然焦躁的根源是在那个中心人物身上，但周围其他人的身上也必然存在产生焦躁的原因。所以，与其去指责那个中心人物，倒不如逐步探求自己的内在，找出自己心中焦躁的根源，好让问题得到解决。

我认为，绝大多数心理问题都可以进行迂回处理，而且这往往会在最短的时间里，达到期望的效果。

[投 射]

在安娜·弗洛伊德（就是那位著名的心理学家弗洛伊德的小女儿）总结的防御机制中，投射可以说是最有意思的一种。之所以说它有意思，是因为它成了很多新手心理学家互相攻击的工具（老手则会更狡猾，即便在心里做了个记号，也不会轻易用它来攻击）。

简单说来，在防御机制这个领域，投射就是把自己的所思所想、自己的情绪情感赋予外部世界，尤其是赋予其他人。既然它是一种心理防御机制——保护我们的内心少受伤害的盾牌，那么投射的内容往往是不被自己的意识所接受的内容。

对方就像是一面镜子，能够折射出自己内心的东西，只不过，镜子本身也有反射的功能。而在投射中，对方原本不具有反射的功能，是我们主动地（这种主动也是在无意识之下）把自己内心的东西投向对方。所以，我们原以为看到的是对方的缺点，但其实那是我们自己缺点的影子。

所以，学了"投射"这个概念的人有时候会利用它来攻击："你为什么总是迟到呢，是不是因为你对这工作很不满啊？""我才没有不满呢，那是你自己的投射吧。"这种攻击特别好用，因为对方拿不出那不是投射的明确的证据来，所以百口莫辩，只能憋出内伤。总使用这个武器的人，我猜他们都没什么朋友。

那么，如何分辨到底是不是投射？我想，最明显的线索就是焦躁。当你指出别人的缺点的时候，审视一下自己心里是否有无名火。当那个东西确实是别人的时——换句话说，和自己无关的时候——你可以平静而客观地指出来。而当你感到不可名状的焦躁，无论怎么努力也按捺不住，甚至话中带刺时，这就说明那东西很可能是你自己的了。

当焦躁的内容属于自己时，就算别人按照自己的批评改变了，也不能解决实质性问题。**如果这种情绪得不到处理，你就会再在别处挑别人的毛病。只有发现问题的本源，才能真正解决问题。**

08

离灯塔太近，就有触礁的危险

〈一心做好男人、好妻子、好……未必是好事〉

这世上总有一些人，被我们冠以"理想的××"，像"理想的父亲""理想的母亲""理想的老板""理想的运动员"等，总之就是各种理想中的人。

有个男人，不管是邻居还是同事，都说他是"理想的丈夫"。夫妻俩经常一起去买东西、做家务，而且他还非常理解自己的妻子，允许妻子拥有自己热爱的职业，自由自在地生活。无论在谁眼里，他都非常符合理想丈夫的标准。因此，他的妻子被朋友们羡慕不已，她自己也为有这样的丈夫而万分自豪。

然而有一天，这个男人因为在公司里受了点挫折而痛苦不已。本来不是什么大事，但他就是不愿意回家，非住旅馆不可。妻子知道了，就立即赶到旅馆，想去安慰一下丈夫，告诉他这么点挫折她根本不会在意，只要两个人同心协力地生活下去就好了。然而令她大为惊讶的是，丈夫说不想见她，他会振作起来去上班，但暂时想一个人静一静——总而言之，他就是无法忍受再和她一起生活了。他的这种说法，不但他的妻子，就连周围的人也都很难理解。两个人的关系明明那么好，怎么会突然这样呢？

受他的上司之托，我作为调解人，与他进行了会面沟通，然后就发现了以下一些情况。

为了把"理想的丈夫"的角色扮演下去，他已经耗尽了全部精力，所以才在工作上出了岔子。不过对公司，他倒谈不上讨厌。他说，总而言之，要让他回家，像以往一样作为"理想的丈夫"生活下去，他实在难以承受这种痛苦。

其实，最开始他也没有那么"理想"，只是为了不辜负妻子及周围人的赞赏和期望，他才一直不停地努力。渐渐地，他就在"理想的丈夫"这一宝座上骑虎难下了。他一边总是在心里说着"并不是那么一回事"，一边又勉为其难地继续扮演着"理想的丈夫"的角色，然而谁也没能发现这一点，最终造成了无法收拾的局面。

一听到这种事，大概有人会立刻说"所以说人类是不该有什么理想的"，或是说"太理想化只会让人活得太累太烦"。但我倒是以为，没有理想的人生实在是太过乏味了。正因为理想之光的照耀，人才能够看清自己的生存方式。不过，理想是照耀人生航路的灯塔，而不该是目标指向的终点。

由于灯塔的存在，航路才能被照亮，自己才能知道此时正站在什么位置上。可要是离灯塔太近的话，就会有触礁的危险。所以，成为"理想的丈夫"的男性，就迎来了悲惨的结局。

在离灯塔很远的时候，灯塔是作为暂时性的目标存在的。而一旦走到了它附近，就应该用更远处的灯塔指引前方的航路。只拿一座灯塔当目标，冒冒失失地接近，就会发生触礁的危险。

近年来，物质不断丰富，便利设施不断增多，为人们不计后果地扮演"理想的××"提供了有利的条件，勉强为之的情况也因此不断增多。比如我们前面所说的例子就是这样，因为有了私家车，有了便利的超市，在职场不用太过拼命也能得到足够多的工资……这许许多多的条件，让他更容易当上"理想的丈夫"，而最终他却走向了那种不可收拾的结局。生活的便捷，效率的提高，这些都会将人类本应具备的从容无情地夺走。

在未达成理想以前，会遇到诸多的阻碍，所以在漫长的道路上，暂且将理想这一灯塔作为目标前行并不成问题。理想并不是那么容易接近的，所以暂时没有触礁的危险。不过，当灯塔越来越近的时候，我们就必须多加小心了，不单要关注那座灯塔，而且要在黑暗中凝神观望，在遥远处发现其他灯塔，把它当成新目标，重新调整我们前行的航线。

最近几年，情况变得更加复杂了：注意力只是集中在灯塔上，集中在水上，却想不到会有潜水艇从水下袭来，瞬间就能把自己撞进海里。所以，我们不但要看着上方，也必须时刻警惕脚下看不见的地方。我们现代人的人生航路，真是困难重重。

["被理想" 的人]

我们有时候会不自觉地以理想化的眼光去看待别人，或是被别人理想化。倘若我们和对方理想化的内容根本风马牛不相及，那倒无所谓了，怕就怕我们拥有一些被理想化的素质，看起来，似乎通过努力可以达到理想，特别是在对方对自己很重要的时候，我们就不仅会为了自己的面子，还会为了满足对方的需求而拼命努力。比方说，有人一脸崇拜地对你说："你法语一定说得特别好吧！"假使你一个法语单词都不认识，也根本没有学法语的打算，这话对你没有太大影响，你可以一笑置之，顶多有些小尴尬。可如果你确实学过法语，你恐怕就会觉得说出"说得不怎么样"的真相会愧对对方的崇拜。如果对方是你爱慕的女孩，恐怕你就更难说出实情了。为了继续获得你爱的女孩的崇拜，你得在背地里把早就扔到垃圾堆里的法语书捡起来，拼了命地学习。

　　这样被人理想化，当然有好的一面，比如可以激励人奋斗。**不过，如果总要不停地努力扮演理想的角色（比方说，有时候并非努力就能解决一切问题，任凭你怎么努力也可能根本讲不好法语），人就会感到无穷的压力。**因为此时，人总要拼命地为他人圆梦，即使对方嘴上不说，你也会因为压力而感到对方不允许自己卸下角色。对方就像个孩子一样，要求别人满足他。

这种沉重的理想化主要出现在重要关系，尤其是亲密关系中，比如夫妻（恋人）关系、亲子关系。我这里所说的"理想化"，并不是指多远大的理想，即便是日常生活中对他人的要求，也一样可能源于自己的理想化。比方说，要求别人洗脸后必须拧干毛巾，吃完饭必须洗手，等等，因为你理想的对方是那样做的。这些事说起来很小，可实际上，也有不少家庭是因为这样的导火索而解体的。因为它们虽然从表面上看只是小事，但隐情却十分复杂。就这一篇的主题来说，你在这些小事上的要求至少体现了你想要对方为自己改变。换句话说，在这样的关系中，你想的不是奉献，而是索取，是自身需求的满足。

如果你也曾这样把他人理想化，或者要求他人变得理想化，那么就要扪心自问：你的希望和要求，本质上是出于促进对方成长，还是满足自己的需要？

此外，对他人有理想化的希望和要求，其实还意味着你只爱对方"好"的一面，不接受对方"不好"的一面。你也许不服气，觉得自己的这种做法是为了对方好，不能让对方放任自流，那你也问问自己，当你渴望爱的时候，你是不是希望别人能够爱你的全部，爱现在这个有缺点的、真实的自己？

09

放掉对满分的无谓执着

〈为什么你总输给关键时刻才使劲的『投机者』〉

有些人总爱说，自己总在努力，却鲜有得到回报的时候，并因此接连感叹，说自己吃了亏。确实，按照他们的说法，明明自己已经付出足够多的努力了，可一到关键时刻，就只有抽到下下签的命。要么是因为一点小事耽误了；要么就是虽然一直努力，可一到关键时刻就总有意想不到的倒霉事发生。这样的人总叹息自己"运气太差"，与自己比起来，朋友中总是有些运气极好的家伙，不用付出多大的努力，就能收到不错的回报。

　　似乎确实存在运气这种东西。有的人尽管一直很努力，却得不到回报；而有的人不需付出太多的努力，就能得到幸运之神的眷顾。不过要是从长远来看的话，世间的事都有合理的安排，似乎并不像那些会感慨"运气太差"的人所抱怨的那样那么不公平。

　　在感慨自己"运气太差"以前，有很多事要先搞清楚。其中之一，就是我们应该知道，有些时候，我们下决心"非要得满分不可"，可大多数人都是嘴里说着自己一直在向着得满分努力，其实也就做了八十分的努力。这些尝试去努力的人的平均分其实已经比别人高了，而且还高出了许多。可是，因为已经下了决心必须得满分，所以即便是得了八十分，他们也是无法满足的。

　　来举个家庭关系的例子吧。

　　公司里很多事都堆到了一起，而且还都不怎么顺利。尽管加班加点地努力工作，可越是这种时候，越是会有许多不对头的事蜂拥而至……疲惫不堪地回了家，妻子和孩子却阴沉着脸。原来，上初中的孩子被同伴唆使偷东西，事情败露了，妈妈被请到了学校。

这种时候，才是父亲"非得满分不可"的时候！随便对孩子说教几句或是对他发顿脾气这种八十分的做法，用在这里肯定不行——就连九十八分都不行。

在这种情况下，如果父亲能够给出一个一百分的答案，那么这就是父子间真诚交流的绝佳时机。可要是这种时候想着"累死了，好烦啊，随便说说就完了"，那就真的彻底完了。在这种时候，并没有关于"父亲到底该如何做"的标准答案，但正是必须做到满分的时候。"要破釜沉舟"，是否有这样的自觉，最终的结果会大相径庭。

危急时刻，往往正是机会降临的时刻，很多事后想起来会觉得"幸好"的事都是以负面形式展现出来的。在发生不好的事情时，必须把自己所有的东西都全力抛给对方，才能获得一次深刻对话的机会。虽说家人之间总是在对话，但也并不是经常会出现如此深层次的对话。也只有在这种危急时刻，这种机会才会出现。

我这里给出的是家庭关系的例子，不过大家应该可以想到，这样的事在工作上也时有发生。在与人交往的时候，在跟上司或下属谈话的时候，只要在"就看这一下了"的关键时刻能够得到一百分，在其他时候得个六十分也无所谓。哪怕平均分在八十分以下，效果也没什么不一样。

必须取得满分的那一刻，有时候会像前面举的例子一样，是突然间出现的，还有些时候则是我们事先可以预知的。要是后者的话，我们就必须调整好自己的身体状态，做好充分的思想准备，以万全之策做好应战的准备。这就好比运动员参加重要的体育比赛，要在赛前很长一段时间内就开始进行调整，好在一战定输赢的关键时刻全力出击。可就算是这样，到了真正比赛的重要关头，还是有可能没办法展现出自己的全部实力——这一点，看看奥运会就能明白了。

人生中也有这种一战定输赢的关键时刻，虽然它出现的次数并不太多。所以说，当那一刻来临时，要是既没有做好充足的物质准备，也没有做好足够的心理准备，那简直就太蠢了。可令人意外的是，似乎有很多人都以"这种时候能得个九十分也就行了吧"的态度来应战。这些人虽然一直很努力，运气却不怎么样，可这也只能说是他们太不明事理的缘故。

和这些人不同，也有一些人，不管在任何时候都觉得不拿一百分是极为痛苦的事。八十分和一百分并没太大差异的时候，他们也要为了得满分而努力。这种人要说出色确实也很出色，可因为总是要拿满分，常常会把自己搞得很疲惫——在最最关键的"非得满分不可"的时候反倒提不起精神来，或是随便给自己找个冠冕堂皇的理由一走了之。

而且，那些总是盯着满分的人，他们付出了更多不必要的努力，也就给自己带来了更多的不痛快，甚至招致别人更多的攻击——他们都是付出了这样的代价，才得以胜出的。

所以，一百分，偶尔得一次就可以了。

[磨 刀 不 误 砍 柴 工]

有这么两种人：一种人，任何时候都非常努力，不过因为人的体力和心力毕竟都有限，不可能永远维持百分百努力的状态，所以往往会在关键时刻掉链子，最终成了强弩之末，松了劲儿；另一种人，平时吊儿郎当的，没见怎么努力，混个马马虎虎就很满足，可到了关键的时候就铆足了力气冲上去。

第一种人一向脚踏实地，这自然值得钦佩。不过，在紧要关头体力、心力不支，这未免太过遗憾。第二种人只在关键的时候使劲，结果还可能获得成功，似乎有点鸡贼。不过，仔细想想，第二种人的便宜也不是白捡来的。

不管平时是否努力，想要在关键时刻努力，就必须判断出什么时候是关键时刻才行。

如果你把视野都局限在"必须努力"本身，没有缓口气从目前的努力中移开视线，就没办法全局性地看待问题，自然就只能看到眼前的工作，看不出什么时候是关键时刻了。

所以说，磨刀不误砍柴工，适时地从目前的工作中抽身而出，给自己充充电，免得关键时刻没电了；同时也环顾一下周围的情况，想想什么时候才最关键。

如果你也是一头扎在工作里，甚至工作得昏天黑地，只知道眼前的工作，都不知道自己身在何处，那请你时不时地停下来，一边观赏周围的风景、判断局势，一边霍霍地磨刀吧。

10 过分认真啊，也得歇一歇

〈太认真的人为什么总是会冷场〉

我随口开了个玩笑，就会被别人指责说"开玩笑也该歇歇了"。这就是说，开开玩笑倒也罢了，没完没了地开玩笑可不行。我觉得，这也可以换个说法——过分认真啊，也得歇一歇。

凡事都一丝不苟的人，经常会莫名地被人讨厌或疏远。他的一言一行都认真极了，说的话也总让人觉得"诚然正确至极"，完全没有反驳的余地。虽然人人都觉得他的话很正确，但就是会从心底涌出一种微妙的想要反抗的心理，或者就是觉得很不舒服。你很想对他说点什么，可对方实在是太认真了，根本就找不出一点漏洞，所以你只好对他言听计从。但心里的疙瘩解不开，也自然就会有意无意地渐渐疏远这种认真的人。如果对方是那种让人没辙的超级认真的人的话，他就会感觉到别人对自己的评价变差了，却不知道为什么，只好揣着"我不能不努力"的信念变得更认真起来，恶性循环的大门也就由此敞开了……

令我感到惊讶的是，在和欧美人——特别是美国人——打交道的时候，他们竟然那么喜欢开玩笑，而他们会抱怨日本人太缺乏幽默感。未来，日本人也必须具有国际性，所以针对这一点来好好思考，似乎是很有必要的。

在看美国国会传唤水门事件证人的实况转播时，我惊讶万分。他们把电话听筒拿进听证现场，命令窃听者实地演示自己是如何进行窃听的。被传唤的人不慌不忙地站起来，走到听筒旁，在演示之前，一本正经地对议员们说"这个该不会被窃听了吧"，引得一阵哄堂大笑。

要是也有人在日本国会干同样的事，那会怎么样呢？岂止是会被说"开玩笑也该歇歇了"，八成会淹没在全体国民严词指责的口水里，我们也极有可能听到一曲"给我认真点"的大合唱。如果比较一下美国人对水门事件的调查方式和日本的——比如说对瑞可利事件①的调查方式，问问哪一方更加认真，我们能得出什么结论呢？虽说结论不好下，但也不能说美国的这种半开玩笑的调查方式就不认真严谨了，我想这一点不管是谁都会同意吧。

针对这一点再深入思考的话，也许还可以这么说：

美国人会给对手以强烈攻击，可反过来也会充分听取对方的意见。相对地，日本式的认真则是：认真的一方绝对是正确的，错误的一方能做的就只剩下道歉。认真的人所居住的世界是十分狭窄的，他们就在那狭小的世界里认真着，没有余暇打开心门，到对方的世界里和对方对话，聆听对方的心思。相反，对欧美人来说，不管有多确信自己是正确的，他们也会充分听取对方的意见。他们之间的碰撞虽然很激烈，但仍有余暇向对方敞开心扉，而幽默也正是从这种余暇中产

---

① 瑞可利事件是 1988 年 6 月被揭发出来的政治家集体贪污受贿事件，瑞可利公司下属的房地产公司以未公开的原始股行贿。事件被揭发后，许多政治家遭逮捕，甚至震动了当时的政坛，许多官员辞职，并造成了 1989 年 6 月的竹下内阁的全体辞职。——译者注

生的。

认真的人在自己有限的小世界里是绝对认真的，因此他们确实没有必要再考虑其他的事情，也没有必要进行反省。开放自己有限的小世界，多给自己通往其他世界的可能，承认有自己意想不到的世界存在——这些对他们而言实在太过恐怖了，所以他们干脆就在没有笑容的世界里故步自封。笑容总是与开放相通的，所以如此一来，他们就会因为不知觉醒而坠向闭塞、钝感和傲慢的深渊。

休息放松在"认真过头"的时候显得尤为重要，因为只有在放松时，人才能考虑一点别的事，才能看到除了自己这种单调的生活方式之外，还有很多其他的活法存在。要是这么想的话，我们就会发现，日本人被人说"欠缺幽默感"，与日本人不愿休息之间有着深刻的联系。正是因为不懂休息，总在认真干活，所以"认真人种"日本人才常常会被国际社会反感。

关于这一点，日本人也开始反省了。现在已经有了很多的休息日，政府机关也下了规定，每周六必须休息，这实在令人欣慰。不过，我有些担心的是，会有"认真地休息"这种事出现。"好不容易休息一天，一定要'有意义'地度过啊。"要是这样想得太多的话，那休息日虽然是增加了，可认真的程度却依然是毫无变化。我觉得很有可能会出现这种情况。

总而言之，我希望的是，认真也得歇一歇。

[A 型 人 格]

美国心脏病医师弗里德曼及其同事在 20 世纪 50 年代，首次提出了 A 型人格这样的概念。当时他们经过研究发现，这种人格特质是罹患心脏疾病的高风险因素。严格说来，A 型人格是指一种特定的行为模式，而不是整体的人格特征。

A 型人格的行为表现为：富有进取心，争强好胜，野心勃勃，对自己寄予极大的期望；严于律己，总把自己的日程排满，并严格按照时间安排行事，不留余地，不会弹性回旋；总让自己承担太多的工作，远超过自己能够处理的范围；诚实；缺乏耐心；很敏感，在意其他人的看法；希望他人做事也能够直截了当。他们往往是工作狂，逼自己一定要在期限内完成工作，讨厌因为日常琐事耽误时间，更不愿花时间去放松。

A 型人格的人积极进取，抱着坚定的信念向前冲，诚实守信，这些都是他们的优点。可反过来，这些优点一旦过度，就会变成容易紧张、为人太过死板生硬等缺点。弗里德曼认为，A 型人格的人有隐藏的敌意，这可以被很小的事情引发出来，而且他们总是有紧迫感、焦虑感。

如果你感觉时间永远都不够用，哪怕是因为生病休息也会产生罪恶感，总是过度较真，以至于让别人抱怨连连的话，恐怕你就需要调整一下自己了。

　　Ａ型人格的人似乎永远都活在未来，他们没时间去考虑过去和现在，所有的精力都放在未来的目标上。他们因为一个劲儿地朝着目标狂奔，所以看不到沿途的风景，而且目标还总是一个接着一个。要是照这样下去，恐怕他们永远都没机会享受达到目标后的喜悦了。偶尔不妨放慢甚至停下脚步，体会自己是活在当下的，这可以说是Ａ型人格者体会幸福的最好方法。

二　全情投入以后，才能彻底离开

〈为什么总是难以挣脱束缚的怀抱〉

人与人之间的羁绊有时真的是令人生厌。哪怕你觉得按照自己的意志自由行动是理所应当的，但偏偏总是会有一种被束缚的感觉，生活中好像有一条你看不见的线，时刻都在控制着你的行动。

一直以来，A小姐的人生目标就是摆脱束缚，得到自由。因此，她非常注意自己的言行，不允许自己依赖别人，或是随随便便接受他人的帮助。对于最容易让人产生羁绊感的父母，她也尽可能地不要他们帮忙，这是她从高中时代开始就牢记在心的。大学时代，她就靠着奖学金和做小时工，完全自力更生了。

想如此不留余地，是需要付出相当多的努力的，而且还需要一定的能力，A小姐做到了。她大学毕业以后就职，工作上也非常出色。即便是在职场里，她也不想被奇怪的人际关系束缚。因此，对于自己的工作，她总是尽可能地单独完成。

她是个很有能力的人，所以在职场里受人关注也是很自然的事。很快，她开始恋爱了。然而不知道为什么，她与恋人的关系进展得并不顺利。A小姐想要大步靠近的时候，恋人就变得冷淡；恋人接近的时候，A小姐却意兴阑珊了。对两个人关系起了决定性破坏作用的，是在A小姐把恋人介绍给自己的父母后，母亲的一句"总觉得那个人不够有男人味"。被母亲这么一说，A小姐就也觉得确实如此，热度一下子就消退了。

A 小姐急转直下的态度令身边的人震惊不已——他俩明明是天造地设的一对啊。最让朋友们感到惊讶的是,本来应该很独立的 A 小姐,竟然轻而易举地被母亲的意见撼动了。

这样的例子不胜枚举。**过于勉强地挣脱束缚,但结果只是获得表面的独立,却不知不觉地被更深层次的问题纠缠,或是自己也对某些事纠缠不放。**正因为如此,这样的人才无法与他人建立起恰当的人际关系。他们要么突然靠近,要么就会在没必要决裂的时候急着和对方一刀两断,把事情搞成一团乱麻。本来应该已经独立了,可母亲的影响却会在意想不到的地方突然出现。

要知道,**要想彻底地离开,就必须全情地投入一次。这并不仅限于人际关系,即便是兴趣爱好也一样。只有痛痛快快地沉浸一次,才能切断依赖。要是做得不够彻底,就总会有恋恋不舍的依赖。**

不过,这种全情投入的沉浸和溺水可不一样,溺水的人会胡乱地到处乱抓求救,然而怎么都离不开。小孩子热衷于玩游戏机的时候,让他完全沉浸其中,这也是能让他离开游戏机的一种好方法。不过,父母嘴上说着随便你玩,可却表现出反常情绪,这可算不上是让他全情投入。但是,如果父母让孩子爱怎么样就怎么样,采取事不关己的态度,说不定也会让孩子溺水——当然,也有特别优秀的孩子,即便是父母毫不干涉,他们自己或许能主动远离。不过,通常来说,父母允许孩子沉浸其中，就必须对他保持信任。

有些人并不了解这些，就像我们例子里的 A 小姐一样，还以为越是能避免投入，就越是能容易地脱身不受伤害。因为没有过沉浸的体验，所以那些以沉浸体验为基础的对人与人、人与物之间距离的衡量，对他们来说就变得非常困难。而且，他们还会在不知不觉中，对不会发生沉浸的关系产生期待，把人际关系搞得一团糟。

小时候充分体验过"对母亲沉浸"的人是幸福的。不过，即便没有那样的体验，人类也可以在其后的人际关系或是在其他关系里得到沉浸体验。这些与人的个性形成有很大的关系，是人创造力的源泉。

沉浸其中与溺水非常像，也会伴有恐惧感，甚至有的沉浸会让人产生濒临溺死边缘的感觉。不过，要是对沉浸没有充足体验的话，就没办法迈向下一个阶段。我觉得，对于真正想要体验沉浸的人来说，超越恐惧体验这一点本身，也是非常有意义的。

[不 过 瘾 和 受 够 了]

有个人吃起糖来不要命，哪怕是在银行，看到有糖也要抓上一把，不管是什么口味的，吃的时候很有快感。问他真的那么喜欢吃糖吗，他说也不是，就是小时候家里人不让吃糖，被抓到吃糖就会被打，所以反过来，在家里人发现不了的时候吃糖，就有另一种因反抗成功而出现的快感。

其他的事情也是如此。如果没有充分沉浸过，没吃够，没玩够，那这个东西反倒会超过它本身的意义，变成了一种深深的渴望。于是，一旦妨碍自己和它接近的外在控制不在了，人就会"不要命"地、不计后果地冲上去。而且，这种渴望越深，压抑得越久，就越是很难补偿。

反过来，也是一样的。有对父母，在孩子小的时候很忙，很少管孩子，偶尔管，也都采取严厉政策，动不动就简单粗暴地打骂孩子。孩子长大后，父母一直对自己过去的行为怀有愧疚。某一天，二十几岁的儿子在工作和情感上遭遇了挫折，窝在家里不想出门了。父母出于对过去的愧疚，心想自己攒下来的钱也足够儿子花的了，于是对儿子的行为听之任之。久而久之，儿子只是窝在自己的房间里。父母负责供应每日的饮食和香烟，并且当儿子从自己的房间里出来（比如上厕所）时，他们必须躲起来，因为儿子不想见到他们的脸。这样一过就是十几年。

这种情况，父母又是随便儿子爱怎么样就怎么样，任凭儿子"溺水"了。父母或许以为，所有事都顺着儿子，完全满足他的心意，这就是爱了，但其实这和他们对待小时候的儿子的态度一样，都不算是真正的爱——或者顶多算是没有能力的爱，更不可能让儿子感受到爱。

人确实有惰性，不想工作，不想出门，可以乐得清闲。可是，当儿子遭受挫折，不想出门的时候，他心里真正的诉求是"工作很累，我就想轻轻松松地睡觉，不想出门"吗？恐怕他其实是由于挫折，对自己的人生、自己存在的价值产生了怀疑；恐怕他即使在家里不出门，也没法轻轻松松地睡大觉，而是满心纠结。然而，父母却说"不想去上班那就别去了"，这是对他内心的冲突与痛苦的视而不见。时间长了，父母连提都不提他的未来，或者顶多是说钱够花。儿子恐怕不会认为这是父母已经为自己解决了后顾之忧，而更可能解读为：父母都不愿意和我探讨自己接下来的人生了，父母已经放弃我了。儿子也许在无声地大叫着"够了，够了，快救我上来"，可父母却说"随便你"，听不到儿子发出的信号。

全情投入以后才能离开，这就好像父母可以带着孩子去池塘边玩水。父母确实可以让孩子尽情地玩，不干涉孩子的行动，但父母的视线必须始终跟随着孩子。当孩子出现危险的举动时，父母要给予指导；万一孩子溺水，父母也绝不可能继续不闻不问。孩子没有危险的时候，父母就在一旁静静地看着，允许孩子离开自己去探索世界；出现危险的时候，父母要及时把孩子救出来。这才是真正的爱。

12

抱怨的时候，往往是最好的时候

〈你能否看到怨言背后的机遇〉

事情总会有不尽如人意的地方，人人都会觉得不满，比如"要是没有那个人的话，一切就好了""要是没有这个的话，一切就完美了"等。还有很多人总感慨自己太忙，抱怨说"如果我不是这么忙，我自己也可以相当地××了"，有这种想法的人真是不计其数。

　　有个人被调入了新部门，他很想以此为契机在事业上大展一番拳脚。每个人都有想要奋发向上的时候，这个人也不例外。虽然之前他一直觉得只要马马虎虎混得过去就行，但因为这次的调动，他重新燃起了奋斗的激情。不过，他的运气太差了，新调进的这个部门的经理不仅做了许多营私舞弊的事，而且还很会笼络人心。这个经理很想拉拢他，但他正干劲十足，完全不领情。不仅如此，他甚至还对部门经理大加批判。那个经理也不是省油的灯，加上其他下属又都站在他的阵营里，所以这个干劲十足的人，就被同事明里暗里地算计了。

　　"我会输给这种事吗！"这位新科员拼着命想反抗，可实在是到了心理承受力的临界点，于是他就到公司的心理咨询室做心理咨询。不过，公司的那个所谓心理咨询师，并不是受过专业训练的人，只是已经退休了的喜好帮助人的老员工。听了他的话，这个"咨询师"就瞒着职员将这件事偷偷报告给了公司的管理层："我不能说是从谁那儿听来的，不过，某某部门经理营私舞弊。"（如果是专业的心理咨询师，绝对不会做这种蠢事。）

公司的领导层雷厉风行，通过一段时间的观察，就给那个部门经理降了职。可这个去做心理咨询的人完全不知道是咨询师通报了上级，还以为是经理恶行败露的结果，所以欣喜若狂，认为"做坏事果然没好报"。他对咨询师感谢了一番，表示自己从今以后要一头扎进工作里，然后就结束了咨询。

没想到，三个月后，这个原本应该专心工作的职员，却患上了严重的抑郁症，心理咨询已经无济于事，必须住院治疗。情况已经严重至极，他本人也必须为治疗付出相当大的代价。

为什么会这样呢？这是因为，抱怨的时候，往往正是最好的时候。非常有干劲的职员与行为不正的部门经理战斗，抱怨着"可我又讨厌去告密，要是这家伙不在了的话……"，这些抱怨正是他活着的意义。**如果不是靠着自己的力量，而是借助外力清除了与自己冲突对立的对象，人常常会失去生活的动力。**直截了当地说，就是那个外行的咨询师，夺走了这个原本想要奋发向上的职员生存的意义。

抛开这么极端的例子，人们也往往会通过喋喋不休地抱怨让自己保持安定。我也经常念叨着因为太忙了所以没时间看书什么的，可就算有了时间，我看的书也绝不会比现在更多，不是吗？而且，要是那样的话，我就连"因为很忙"这个免罪符都失去了，这可真是让人难受。所以，干脆找点让自己"变忙"的事，这样不是能让自己感觉更"舒服"吗？

据说，阿尔弗雷德·阿德勒①在接待患有神经症的来访者时，常常会问他们："如果你的神经症治好了，你打算做些什么？"要是对方回答"如果神经症治好了，我就能更加一门心思地埋头于自己的事业当中了"，阿德勒就会说："你是不是因为想要逃避埋头于工作，所以才得了神经症呢？"那些说着"要是没了神经症，我就可以做这个做那个"的人，其实多数都是为了逃避"这个或那个"才患的病。因为只有这样，他们才能通过慨叹去保持自身的安定。

这确实有点意思。不过，真要是到了神经症的地步，也是挺伤脑筋的，可人生本来就不可能是一帆风顺的。所以，随便抱怨几句"要是没有那个""要是有了这个的话"，想着"其实我原本可以做得更好的"，这样的人生，我觉得也不坏。

有些人会说："就算你抱怨，也根本没什么帮助，所以干脆还是闭嘴吧。"可是如果闭上嘴不抱怨，到最后就会发展到想要去破坏什么的程度。既然如此，那还不如在心里默念"抱怨的时候就是最好的时候"这句话，发发牢骚，也听听别人的抱怨，我觉得这样会更快乐一点。

---

① 阿尔弗雷德·阿德勒（1870—1937），奥地利心理学家，弗洛伊德最早的同事之一，并担任维也纳精神分析学会的第一任主席。与弗洛伊德决裂后，建立了个体心理学学会。其学说以"自卑感"与"创造性自我"为核心。——译者注

[宽 容 与 抱 怨]

很多书都教人要学会宽容，不要总是指责抱怨，但我觉得，这种宽容的境界未免太高，像我这样的凡人恐怕做不到。如果拿来衡量别人，免不了会成为我在第三篇中所说的"不仅没用，而且有毒"，否定了他人的真实情感。

能够做到真正宽容当然很了不起。不管发生什么事都不为所动，不生气，不产生负面的情绪，一笑而过。不过，这种心如止水的境界可不是我们轻易就能达到的。活生生的人，每天都会遇到各种大小不一的事，并因此在心里溅起或大或小的波纹，哪怕是再一帆风顺的人，也难免遇到上车被人踩到脚、买东西找来的零钱有点破、出门下雨忘带伞之类的倒霉事。

不抱怨的第一层含义是遇到所有事都不在意，不以物喜，不以己悲。能做到当然是再好不过的，可在现实生活中，我们没有那么强大的精神力量保证自己能够不受任何事情影响。这种时候，如果再要求不抱怨，我们就只能将自己的不满压抑下去，努力装出并不在意的样子。能够时不时发发牢骚的人与总是压抑自己、背地里生闷气的人，谁的心理健康程度更高一些呢?

　　不抱怨的第二层含义是不抱怨他人（或物），而是在自己身上找原因。用心理学的话说，就是遇到坏事，不要外归因，而是进行内归因。常常内归因，常常自省，这当然是好事，也是对自己负责任的表现。不过，如果遇到任何事全都要内归因，不管是被踩到脚、钱很破还是被雨淋，最终都归因于自己犯了错，人往往就会得到"一切全是我的错""我真是个没用的人"这种简单粗暴的结论。在临床上，抑郁症患者正是较多地采取了内归因的归因方式，再加上他们往往以偏概全，只关注事物消极的一面，所以陷入了自我厌恶的死循环。

　　任何事都有个度，没完没了地抱怨当然不好，可我觉得也没必要一定要强调宽容、不抱怨。**时不时地发发牢骚，可以宣泄自己的情绪，可以利用外归因来保持自己的自尊水平，还能吸引关注。**允许自己抱怨，这应该也是宽容的一部分吧。

13 决定逃跑的时候，就别心疼东西

〈「能进能退」的社会技能是每个人的必修课〉

发生火灾的时候，有的人明明已经跑出来了，可因为惦记着屋里还有东西没拿出来，就又一头冲了进去，结果葬身火海——这真是太蠢了。但要是顺利，也确实能多少挽回一点损失，这种事情是说不准的。不过就算如此，也应记得生命才是一切的大前提。所以，决定要逃跑的时候，就一定不能心疼东西。

在战场上打了败仗必须撤兵的时候，往往是最艰难的时候。得胜的一方压倒性地打过来，打败要逃的一方就会一个劲儿地挨打。此时，殿后的军队要进行防御战，好让战友趁着这段时间安全撤退，保存战斗力，以备下次再战。在战争中，突击部队固然重要，可在打了败仗后殿后的人，在战争时代也能立下很大的功劳。

很久以前，我读过一个故事。据说，木下藤吉郎[①]也曾经在殿后部队中战斗。当时，只有木下的军队留在城里继续作战，其他的战友已经撤退了。敌方觉得，反正这座城很快就能打下来，就趁着这种势头追击好了。到了夜里，木下藤吉郎做出正为第二天的战役全力准备的样子，而私下里却把兵粮、军旗等统统扔掉，弃城，追上了大部队。

第二天一早，敌军发现城里太安静了，有点不对劲，还琢磨着木下是不是在耍什么花招，准备偷偷摸摸进攻。结果

---

① 木下藤吉郎即后来的丰臣秀吉，在织田信长死后统一日本。——译者注

等反应过来，发现他们已经跑了的时候，为时已晚。木下的军队没有损失一兵一卒，就成功地完成了殿后的任务。

在这个故事里，完全不心疼地扔掉所有东西全力撤退，这一点是非常了不起的。既然司职殿后了，就要壮烈地打上一仗——这样的想法，也许能有效果，可要是有那么一点点差池，就有全军覆没的可能。与其那么做，还不如不伤一兵一卒地跑掉，以备下次再战效果更好。而且，要跑就要跑得干脆彻底，必须一直跑到敌人追不到的地方才行。这种时候要是心疼东西，或是磨磨蹭蹭的，很容易被敌人追上。

现在的日本虽然不像战争年代那样战火纷乱，可要说起来，我们现在做的很多事情在本质上和战争没什么区别。我认为，要在这样的社会里生存下去，学会"逃跑的哲学"是非常必要的。即便是做商业交易，在决定"现在该逃"的时候，就一定不要再拖拖拉拉。明明只要把手迅速收回来就行了，却出现了"说不定能捞到便宜"的想法，结果就失去了逃跑的机会，造成了更大的损失。

自己并不感兴趣的圈子邀请自己的时候，也是一样的。当然，不是说每一次都要"逃跑"，即使不感兴趣，偶尔奉陪一下也是必要的。有时候，我们怎么想也想不明白，到底是逃避还是不逃避，哪一种选择才是正确的呢？其实，最重要的并不在于你选择哪一种，而是要尽可能早地决断：要是决定了逃避，那就要彻底地逃；要是决定不逃的话，那就完全不要逃避，坚持做完它。不管你决定选择哪一种，都必须有相应的觉悟。**要是举棋不定，犹豫彷徨，那么无论选择哪一种方式，你都会遭受损失。**

也有一些人，虽然"正在逃跑"，可自己并没有意识到自己是在逃跑。当人们聚集起来形成集体以后，为了维护这个集体的运作，许多无聊的工作必须有人做。根据个人所属集体的性质、个人在集体中的地位等的不同，要做的工作也不同。虽然有所差异，但总而言之，有些为了"维持集体"而进行的工作，也就是我们通常所讲的俗事，是必须做的。这些事确实很庸俗琐碎，可是为了将人组织成集体，为了让这个集体能够稳定，它们又是非常必要的。其实，只要从宏观的角度来看，从人类本性来考虑，人们完全可以理解并接纳这样的事。

可是，还是会有人想要逃避这种俗事。要是真的决定逃避的话，就不要"心疼东西"，全力逃走，可大多数想逃的人并没那么自觉，因为他们也想要得到隶属于那个集体就能得到的利益，有时候甚至比其他人想要的更多。更有甚者，他们会特别强调个人权利这一类的错综复杂的东西。

我并不是说，所有的人都必须专念于俗事。根据自己所负责的工作或是自己所关心的问题的不同，偶尔从维持机构的事务中逃脱出来，想来也是很有必要的。只不过，在这种时候，就必须果断放弃某些可能非常庞大的利益，绝对不能心疼东西。如果不了解这些，你就会觉得自己吃亏了，就会过度强调那些所谓的自我权益，最终成为一个讨厌鬼。

[舍 得]

人人都知道"舍得，舍得，能舍才能得"，可有的时候，明明已经想要"逃开"了，就是割舍不掉，就是离不开。

不知道为什么，我就是离不开这个人，虽然我知道他不爱我，虽然他常常喝了酒打我。

不知道为什么，我就是离不开现在的工作，虽然我每天上班都很烦，也不喜欢现在的工作。

不知道为什么，同事关系很差，挣钱也不算多，可我就是下不了决心辞职。

就这样，不仅想不出来"为什么"，而且也觉得毫无理由。因此，对明明没有任何留恋的理由但仍然离不开的自己很生气，觉得自己很没用。

这种情况下，恐怕你首先得承认，尽管自己还搞不清那具体是什么，但是自己离不开一定是有理由的，这个理由也一定是有合理性的。

也许只是害怕孤独，身边需要有人陪；也许对方很强势，能够帮不愿意做决定的自己做决定；也许他其实长得很像某个人；也许一旦辞职，暂时没有工作，你就必须在家里面对你不想面对的人；也许你不想被人说自己忘恩负义，翅膀硬了就换工作；也许你担心下一个工作会更差……总之，你得老老实实承认，目前的自己如果不做改变，就是离不开，就是舍不得；你得老老实实地承认，对于现在的自己来说，尽管有百般不满，但是从当下获得的，远比从离开中获得的更重要。

承认了这一点之后，你才能冷静下来考虑，自己获得的到底是什么，以及这些为什么对自己这么重要。

之后，你才能调整自己、改变自己。或许你会觉得那个人、那个工作其实也不坏，于是调整自己的心态，不再想逃。或者你仍然觉得逃开是最好的选择，不过自己确实还很需要从中获得的那些东西，但是这时候你已经知道自己真正想要的是什么了，所以可以用其他的方式来满足自己，用不着一定从那个人、那个工作中得到了。当然，或者你足够强大，改变了自己，不再需要那些东西了，于是自然能够舍得、离开。

想要逃的时候就别再心疼东西。心疼不舍的时候，就老老实实承认自己离不开吧！

14 愿景有时比现实更珍贵

〈 我爱的是你，还是你的影子 〉

有个成语叫"画饼充饥"，比如某件事不管看起来如何，但没体现出实际的价值，我们就会说："那件事说到底，不过是画饼充饥而已。"的确，无论是多么精妙绝伦的画作，都无法拿来填饱肚子。可要是摆在我们面前的是东山魁夷①大师画的饼，那又怎么样呢？显然是价值连城的。如果是这样，那画出来的饼的价值就要远远超过真饼了。

　　只要仔细想想，你就会发现我所说的这些是理所当然的。为什么我要讲这种理所当然的话呢？这是因为，我觉得日本人有一种倾向——会低估画的饼的价值。从学术上看，日本学者不善于发现新的理论，不善于建构理论体系的特点，就将这种倾向显露无遗。于细微之处的发明或发现——更准确地说，在改良方面，日本人能切实将自己的才能发挥得淋漓尽致，但一到了建构理论体系的时候，就一筹莫展了。即便我们在各方面都拥有享有一定地位的学者，但能达到获诺贝尔奖水平的，还是寥寥无几，人数远低于欧美各国。

　　"画出来的饼"可以看作是我们做出的美好的设想。把所有心力都耗费在做"真实的饼"上，就会慢慢淡忘最重要的东西，即对饼的愿景。

　　当然，在先要顾及温饱的年代，"画出来的饼"基本是一文不值的。可现如今，人们已然不需要再在温饱问题上费

---

① 东山魁夷，日本风景画家、散文家，昭和时代的代表画家之一。——译者注

心费神了，所以亟待意识到"画出来的饼"的价值。

不过，"画出来的饼"的一个特点就是难以对其进行估价。有时你以为是著名画家的作品，等买来以后才发现不过是一幅赝品而已。还有的时候，对于面对的到底是"真实的饼"还是"画出来的饼"，就连我们自己都混淆不清了。最明显的例子就是恋爱。有个人，遇到了个温婉聪慧的女人，无论如何都想与她共度余生。3年后，他们结了婚，但还不到一年就起了离婚的念头。

每当我接待这些来做离婚咨询的年轻夫妻时，我总是会痛心地发现，人们又过分高估了"画出来的饼"的价值。

花3年时间观察出来的"温婉聪慧的女人"，到底是"真实的饼"呢，还是"画出来的饼"呢？我想，恐怕两种成分都有。我们以为自己买到了独一无二的珍馐，结果却发现那其实不过是块画出来的饼。这时候，多数人会觉得自己愚钝至极，觉得被骗了，因而大发雷霆。

不过，到了这种时候，不妨再往更深的层次想一想。就像我在上面那个例子里所讲的，当事人该想的或许并不是整整3年都被她骗了，而是应该想一想，一直以来，自己心中强烈存在着的那个"温婉聪慧的女人"的形象，对自己来说到底意味着什么。

女朋友或许确实有所伪装，可就算不清楚对方的真实面目，自己的心里也的确存有一张温婉聪慧的女人的画像，这是不争的事实——而且，这一画像正是驱使自己做出诸多行为的原动力。

有的时候，我们会因为一时冲动而急于得到些什么，或者为了得到什么而做出在旁人看来十分愚蠢的努力。这种时候，如果仔细地想一想，恐怕你就会发现，自己想要得到的并不是"真实的饼"，而是自己内心的与之重合的"画出来的饼"——而且这张"画出来的饼"，对自己有更大的影响力。

明白了这一点，我们就可以把画出来的饼当成画作来鉴赏、估价，给予客观的评价，同时给真实存在的饼做真实的评价。如此一来，将二者混为一谈而导致失败的概率也就大大降低了。

不要整日为了温饱而忙忙碌碌，下意识地多去锻炼一下"画出来的饼"的鉴赏力。这在今后的日子里，会变得越来越重要。

[一 块 饼 总 是 真 饼 和 画 饼 的 结 合]

哪怕是一块真饼，在谈到口感的时候——当这块饼和我们自己有关的时候——就不会再是百分百真实的饼，而是加入了我们的主观的建构，或者说，加入了一些画饼的成分。

比方说，做饼的时候放入一定量的盐，这一定量的盐是客观真实的；可在谈到口感的时候，每个人的反应都可能不同：有的人说咸淡刚刚好，有的人说有点咸，有的人却觉得太淡。如果用更加细化的标准要求人们评估自己的判断，比如说咸淡程度的满分是一百分，请大家给这块饼的咸度打分，这种时候，人和人之间的差别就更明显了。

在和个人发生关系时，一块饼往往就变成了客观的真饼和主观的画饼的结合体，我们会根据自己过去的经验和本人的特质来画饼。

一块饼尚且如此，其他和个人发生深刻联系的事物就更是如此。我们会在不知不觉间，按照自己固有的经验和特质来解释。

比方说"你吃饭了吗"，这本身是一块"真饼"，但每个人对这块真饼的诠释却不同。有人觉得对方是在问自己饿不饿，是关心自己的表现；有人会认为对方可能话中带刺，是在讽刺自己吃不上饭；有人因为对自己的体型很自卑，所以就把这话解释为对方在暗示自己很胖，不该再吃东西了；有人立刻想到，是不是对方还没有吃饭；还有人觉得对方之所以会这样说，是因为实在没有其他话可以和自己说了。每一种诠释也许都与原本的真饼有着一定的距离，但它们基本上都会在听到那句话的时候迅速、自然而然地从每个人头脑中涌出来。这正是因为过去的几十年里，我们每个人都在用自己习惯的方式勾画着，都已经习惯成自然了，所以才往往对自己的判断深信不疑，完全把画饼当作真饼了。

对一件事、一个人的判断，或许永远都是真饼和画饼的结合。但是，如果同样一块饼，大家都说微微有一点咸味，可唯独自己觉得咸得要死，这种时候是不是就该审视自身，看看是不是画饼占的比例太大了呢？

15 别让心灵的支柱压倒灵魂

〈有时，是从内心深处累了……〉

有个一直以来都觉得工作大有意义的男人，最近对工作骤然生厌。他业绩突出，接连升职，当上了部门经理，令周围的人艳羡不已，甚至就连他自己也觉得自己应该要大干一场，可结果他突然完全失去了工作的兴趣。

他开始妄自菲薄，觉得自己一文不值，一直以来兢兢业业所做的无非也就是一箩筐的蠢事。他甚至觉得，像自己这种平庸的人竟然还能当上部门经理，真是于心有愧。看到周围的人都在拼命工作，他一边心生羡慕，一边又忍不住唾弃："就连这么无聊的事，都能有热情去做啊。"

这种情况一直持续着，到了最后，他开始认为自己已经没有活在世上的意义，还不如一死了之。到了这个地步，他真的起了自杀的念头。

我上面所说的是近年来非常常见的中年抑郁症的例子。为什么会出现这种问题呢？这是因为，曾经一直支撑着一个人的支柱，比如工作，突然间成了他生命不能承受之重。为了说明这个问题，我们可以试着想象一下，心灵的下方是灵魂，那么支撑心灵的支柱，就会压在灵魂之上。对一个人而言，一直以来支撑着心灵的东西，对灵魂而言就是一种负担。这个东西越大，灵魂所背负的重量也就越沉重。

那么何谓灵魂呢？我们甚至无法断言到底是否有心灵存在，灵魂就更是如此了。这里所说的"有"，与"这里有把椅子、那里有张桌子"的"有"并不同，不过，就像我们假定心灵确实存在以便说起来更方便一样，进行比心灵更深入一步的思考的时候，认为在心灵之下（深处）确有灵魂，往往会方便得多。

灵魂的特点是充满矛盾。人类的心灵是容不下矛盾的，所以灵魂就一股脑地把所有矛盾揽到自己麾下。灵魂既是极其个性化的，又是非常普通的。上述例子里的那个人，一直以来都是通过工作去寻求人生的意义。对他来讲，工作做不好的人都是愚蠢的，他完全可以为了工作牺牲家庭。他确实非常努力，可换个角度看，他难道不是只住在一个非常狭隘的世界里吗？即便是工作成绩平平的人，也有自己的优点，也可能会在家庭中找到人生的意义。灵魂会发出这样或那样的信息，而人的世界正是仰仗着灵魂开阔起来的。与此同时，灵魂又是极其个性化的东西，它所发出的信息因人而异，解读的方法也因人而异。不同的人的灵魂，有可能会发出截然不同的信息。

在上面所说的这样的情况里，还有一种让我深感痛心的，就是老年人的生活方式。为了老年的生活着想，一些人从年轻时起就会养成一些兴趣爱好，而且一直以来都将它们当成心灵的支柱。可万万没想到的是，这些兴趣爱好却在一夜之间变成了无法承受的负担。喜欢俳句、乐于参加俳句诗会的人，到了 70 岁左右却突然讨厌起这些来了。不仅如此，他还会觉得人生中的一切都是灰色的。这种时候，人可能会说"不要总是闷在家里,出去参加歌会吧",结果却只是带来了反效果。对那个人而言,需要的并不是叩问心灵,而是要重新问自己的灵魂到底想要些什么。如果灵魂允许他继续写俳句的话,那么,俳句就会再次成为对他有意义的东西,而且还会让他的俳句水平发生显著变化(话虽这样说,但是并不一定全是变好,可能有些人写出来的东西会变差)。不过,一旦与灵魂有关,其他人的评价就不怎么重要了。

说些灵魂之类莫名其妙的话,可能会让有些人觉得不舒服,不过一般而言,抑郁症患者往往会认真地思考出许多"可名其妙"的解决方法,但无法顺利解决问题,只是徒增痛苦。这种时候,不妨停止合乎常理的思考,想象支撑自己心灵的东西正压在灵魂的上面,让灵魂无法承受,必须再给灵魂一个强有力的支柱才行……像这样在意象的世界里玩玩看,我想,也许解决的办法会更快出现。

[厌 倦 工 作 是 不 正 常 的 ?]

如果你已人到中年,是不是也像上面例子中的人一样,突然间对工作失去了兴趣?对工作,你原本充满热情,可若干年过去,你却失去了自信,对自己和自己从事的工作产生了怀疑。其实,如果从旁观者的角度来看,比起刚刚开始做这项工作的时候，你一定进步了很多，这不仅体现在职位的变动上，还体现在你处理问题的速度和质量上，而且工作本身如果存在问题的话，过去存在的问题八成也比现在只多不少。

可是你不得不承认，就算你知道工作环境没变差，自己的工作能力也没问题，你仍是对工作提不起兴趣来。别人夸你工作能力强，你也不以为然，或是满肚子的苦水没处倒。你好像是已经腻烦了这项工作。

发现自己厌烦了工作，电量快要耗尽的时候，有的人会选择离开工作，做点别的去充电，比如工作了十几年的白领辞掉工作，背起背包到处旅行。有的人虽然羡慕别人的决心，却说"但是我家里人不会同意的""但是别人会怎么看我啊"，所以强迫自己必须坚持。他们会用各种理由说服自己，对工作产生厌倦、因为厌倦就辞掉工作是不对的，因为"不是所有人都会像我一样厌倦工作"（尽管自己也没让其他人发现自己的厌倦），所以是产生厌倦的自己生了病、犯了错。结果，他们除了甩不开对工作的厌倦之外，还开始讨厌起这样的自己了。

不过我倒是要问问，为什么不可以厌倦工作呢？前面说过，你总吃自己最爱吃的东西都会腻，时不时得换换新口味刺激刺激自己的神经，那对周而复始的工作产生厌倦不也是再正常不过的吗？

如此想来，也许更大的问题就出在有人告诉我们"人必须工作""正常人不会厌倦工作的"。正是因为有这样的社会标准，所以人才产生了更大的烦恼，搞得我们不敢去正视"就是腻了"的问题，要么使劲骗自己"我不腻"，要么就自责"我怎么这么没用"。

"不就是对一件事腻了吗，有什么关系，那就去干点别的呗！"要是我们能这么想，是不是就能少很多烦恼呢？

16

灭掉灯，有时能看得更清楚

〈到处寻觅自我激励的办法，真有用吗〉

小时候曾经读过的一些故事至今仍然记得。下面要讲的这个故事，我记得大概是我在《少年俱乐部》杂志里看到的。很奇怪，这个故事一直就这样深深刻在我的记忆里。

　　有几个人坐着渔船出海钓鱼，他们凝神垂钓，眼看着天就暗下来了，于是慌忙准备打道回府。不知道是不是因为海潮流向发生了变化，他们失去了方向。在一片混乱中，天完全黑了，倒霉的是还没有月亮。他们就拼命地打着灯（也许是火把）想要搞清方向，却看不出个所以然来。

　　这时，与他们同船的一位智者叫他们把灯灭掉。其他人虽然觉得这实在有点荒唐，可还是慑于智者的威势灭掉了灯。这下子，四下里就更是伸手不见五指，一片漆黑了。然后，等眼睛慢慢适应了这种黑暗以后，他们惊喜地发现，原本以为是漆黑一片的周围竟然有一丝亮光，仔细看原来是远处海边城镇的灯光。借着这点亮光，他们找到了返航的方向，安全返回了陆地。

　　我们通常认为，灯可以照亮自己前方的路。可为了找到方向，竟然要适时把灯都灭掉。读完这个故事，这一点给我留下了极为深刻的印象。

　　如果什么东西能一直留在小孩子的心里，那么这样东西一定是有意义的。这个故事，到现在想起也有如醍醐灌顶一般。

　　孩子拒绝上学，一筹莫展的母亲去找老师商量办法。学校的老师说："都是对孩子过度保护的错。"孩子的母亲觉得老师的话在理，就停止了对孩子无微不至的照顾。然而，孩子非但没回去上学，情况反而越来越糟了。于是，孩子的母亲又去求助另一个人，结果对方说，想要养育好孩子，"让孩子撒娇"非常重要，让孩子充分地撒娇就可以了。人在发愁的时候，什么神仙都要拿来拜一拜，所以这位母亲不管三七二十一地照做了，但仍然不成功。到底该怎么做好呢？她完全糊涂了，所以就来找我们这样的专业人士了。

"不能过度保护""让孩子撒娇非常重要"，这些观点都有它们自己的道理，不能说它们是错的。不过，这些就好比是照着前路的灯火一样。对当事人来说，最重要的不是焦急地去处理眼前的事情，不是举着灯火到处乱照，而是应该暂时先灭掉灯火，在黑暗中冷静下来，静静地凝神观察。这么一来，就像能够从原以为是完全的黑暗当中看到光一样，她就能从自己内心最深的地方看见自己对孩子的希望到底是什么，明白所谓爱孩子到底又是怎么一回事。搞清楚了这些，自然就能找到解决问题的方向了。

面对那些被不安所驱使、举着一盏还算凑合的灯急得团团转的人（也有人把这样叫作竭尽全力），我们和他一起，把灯暂时灭掉，共同忍耐黑暗，这就是我们心理治疗师的责任。

不过尽管这么说，可因为黑暗太可怕了，所以灯也不是那么容易就能灭掉的。有时候，我们必须等待灯油耗尽，灯火自然灭掉。在必须紧急处理的时候，我们也必须夺过当事人手里的灯，把它扔到海里去。而且，我们也并不能保证做了这样的事，就肯定能够找到黑暗中的光。因此，心理治疗师必须根据不同的情况，做出不同的判断。关于这一点，我们就不在这里讨论了。

不过，焦虑不安的人原本就有想要抓住救命稻草的心态，所以也有人以随便卖给这样的人一盏灯为职业。他们也有他们存在的意义，所以没办法立即判断他们到底是善还是恶，不过可以确定的是，他们绝对不是专业的心理治疗师。

在童年记忆里留下深刻印象的故事，一定会对整个人生起到特别重大的作用。发现自己现在从事的工作与自己在童年时听过并至今念念不忘的故事有紧密联系的人，大概会觉得出乎意料吧。

即使不牵扯什么心理疗法，敢于把照耀眼前的灯——这大多是别人给自己的东西——灭掉，敢于在黑暗中凝神远眺，找出遥远的目标，不管对谁来说，这种勇气在人生的某一时期都是非常必要的。最近，贩卖华而不实的灯火的人越来越多了，所以我觉得，我们更需要靠着自己的双眼在黑暗中冷静观察，仔细寻找了。

[灯 下 黑]

在一片黑暗里，要想找到微弱的光，那就要灭掉其他的光，耐心等待眼睛适应黑暗后去捕捉那亮光。而且，我们人类视觉感受器的特点决定了我们能较快地适应光亮，适应黑暗却很缓慢——想一想自己从暗处走到阳光下和从阳光下走进昏黑的暗房就能明白——这一点也是非常有象征意义的。

中国也有一句类似的俗语叫"灯下黑"，因为古人使用油灯，盛灯油和灯芯的灯盏会产生阴影，所以灯盏下方虽然离油灯很近，却照不到光亮。结果，就造成了离自己最近的地方反而会出现盲区的现象。

生活中，我们可能会举着灯来寻找亮光，结果搞得自己像没头苍蝇一样，怎么也找不到。也可能，我们以为自己的生活都被照得亮堂堂的了，却看不到灯下的黑影。

拿父母来举个例子吧。有的父母会因为"灯下黑"而变得非常护短，因为"我们家孩子不可能那么做的""我的教育方式不可能出问题的"，他们的灯永远照不到自己身上。反之，总是一味地觉得自己的孩子不够好的父母其实也是另一种"灯下黑"，因为他们的灯总是照亮其他孩子身上的优点——这世界上最完美的只能是"别人家的孩子"——却照不到自己家孩子的优点。

灯下黑，离远点才亮。所以，对人对事，要想照清楚，有时候就得后撤一步，保持点距离。

17 不要破坏内心的自然环境

〈用心培养一个人，怎么成了毁灭他〉

最近发生了一起初中生杀害父母及祖母的事件，报纸上除了详细介绍了整件事之外，还刊登了许多相关意见。根据报道，这个初中生那天先是被父亲骂了一顿，等到了夜里，他因为肚子疼找母亲拿药，母亲非但没有安慰他，反而又骂他为什么还不睡觉。少年一怒之下，就动了杀机。

对这样的事，经常会有诸如"稍微骂了一下就发生这种事，父母真是要特别谨慎地对待青春期的孩子啊""为了这么点事就把父母杀了，这孩子不正常"等观点出现。不管哪种观点，都是将父母的责骂看成是导致杀戮的原因，并就此高谈阔论一番。

如果没有详细了解根本的事实，如果从来没跟那个孩子见过面（或者即便是已经面谈过），恐怕很难了解事情本身的真相。因此，对于这件事，我无话可说。不过，我倒是很想就此延伸了说说。

我想到了很多年前发生的一件事情。某座山的山顶上因为建造高尔夫球场而发生了水灾，冲走了山下的房屋。无视正常的水流状况，一味建造舒适的高尔夫球场，破坏了自然环境，是酿成这场灾害的根源。

就这次灾害来说，下雨是最显而易见的原因，那么因此就叫老天不要下雨了？这种说法也太愚蠢了。或者说从今以后再也不许建任何高尔夫球场了？这种想法也同样太过片面。可关于前面那起案件，我们不是也提出了很多类似这样的观点吗？我们必须反省一下，在寻找初中生杀害家人的原因的时候，我们的目光是不是太过短浅，是不是已经脱离了本质。

我觉得，在这起案件中，内心的自然环境遭到破坏才是最根本的原因。硬是要在内心的自然环境里建造大厦、铺设铁道、修建高尔夫球场，破坏了自然的水路，只要情绪稍有波动，就会因为缺乏宣泄情感的通道而引发灾害。

在讨论内心的自然被破坏这个问题时，我们一定不能仅仅局限在这个孩子及其家庭这个地方来考虑，而是要把我们所有现代人的内心当作一个整体。整体之所以出现问题，是因为其中某一个较为软弱的地方在各种条件的共同作用下出现了漏洞。

尽管我说要反对破坏自然，可这也并不是说要不分青红皂白地保持纯天然。人类是没办法让大自然完全保持纯天然的，我们始终面对着反抗自然，同时又要与之共存的课题。孩子们必须学习，有些还要经常练习体育或钢琴等。从某种意义上来说，这些也都可以认为是反自然的。要怎样才能让孩子在学习到这些技能的同时，又避开对心中的自然的破坏呢？当这些东西累积到一定程度时，就一定会出现问题。不过，导致问题的，似乎也不仅仅是量的原因而已。

说到人类内心的自然，这实在是个很复杂的话题。不知道该怎么说为好，这恐怕是实情。不过，我倒是可以稍微传达一下被破坏的一方的看法。

比方说有一家人，父母亲都是社会上的优秀人士，孩子只要听父母的话乖乖学习，或是见到人时知道讲礼貌，父母就会夸奖他。可是，孩子但凡做一点点自己喜欢的事，比如玩泥巴，就会被父母斥责说"太脏了，快停下"。别说是玩泥巴，就算是那些别的孩子都会做的再寻常不过的事，只要稍微超出父母设立的框框，都会被勒令禁止。孩子一旦犯了规，就要尝尽被冷漠忽视的滋味。

在外人看来，这家父母与孩子之间恐怕是异常出色的亲子关系，父母对此似乎也是确信不疑的。可孩子会觉得有什么地方，让他觉得别扭。孩子会感到缺了点什么，觉得有什么怪怪的，可又说不出来那个"什么"到底是什么。的确，那很难用言语来表达。而且在这种时候，父母不会觉得自己正在把孩子逼向绝境，而是认为自己付出的所有努力都是为了孩子。

以为是为了孩子好而进行的"大开发"，就会令孩子心中的自然环境遭到破坏。随着破坏程度的增加，孩子们就开始通过非言语的方式传达信息。我想，抓住这些信息，对大人而言是非常重要的。

［双生子爬楼梯］

美国心理学家阿诺德·格赛尔的双生子爬楼梯实验，是对发展心理学、早期教育等学科非常有启发意义的实验。

儿童的发展，到底是自然而然产生的，还是通过提前训练去开发的呢？为了探究这个问题，格赛尔选择了一对身高、体重、健康状况等都完全一样的双胞胎婴儿，想试试看，对其中一个婴儿进行提前训练，是不是能让他更快更好地学会爬楼梯。

从出生后 48 周开始，格赛尔就让受训的婴儿 T 每天花 10 分钟时间学习爬楼梯。在学习的过程中，T 经历了许多的跌倒、哭闹、爬起来继续等艰苦的过程。经过了 6 周的"魔鬼训练"，T 终于在 54 周大的时候，能够自己独立爬楼梯了。

另一个婴儿 C 一开始不参加训练，直到他 52 周大的时候，才被带着一起学习爬楼梯。结果，C 只用两周时间，同样在 54 周大的时候，"学会"了自己独立爬楼梯。

C 只花了两周时间就赶上了 T 的水平。而且，在第 55 周对他们进行检测时，发现 T 和 C 的能力没有差异。格赛尔认为，这是因为儿童的学习能力取决于生理的成熟，48 周时，儿童的肌肉力量、平衡能力甚至大脑成熟度都不够，所以，即使人为地进行提前训练，效果也不一定好。

现在，社会上各种智力开发、潜能开发课程泛滥成灾，多到让家长觉得不把孩子送去开发一下都不能心安。我觉得，如果不缺钱，哪怕是花钱买个心安，保持家长的心理健康水平，也没什么不好。

不过还是请稍微设想一下，经历了反复失败、无论怎么哭闹也不管用、被魔鬼训练的 T，和没有怎么经历失败、看到 T 训练也许还有些心痒好奇、比较轻松就学会技能的 C，谁的自尊水平会更高些，谁的学习兴趣会更大些呢？如果我们想象 T 和 C 是更大一些的孩子，也遇到了类似的情况，那么刚才的问题的答案是不是就更清晰了呢？

去不去开发孩子的潜能，是不是要让孩子学习外语、绘画、乐器、舞蹈……我想，也许不该把目光只是放在那些"能力"上。 如果孩子愿意被开发，愿意去学习，那就叫他去学习，这当然是最好的。不过即使是这样，也请考虑这样的可能性：也许孩子愿意去，并不是因为想要学会那个能力，而是想要和其他小朋友一起玩。这时候只盯着能不能有个好结果也是不健康的。

18 被抹杀的欲望会变成伤人的利刃

〈总在忍耐的人，你知道你在别人眼里是什么样吗〉

人们总是把抹杀自己看成一种美德。虽然也有"克己"一说，但"抹杀"与"克己"还有些差别，而且一旦稍有过度，就会像其他所有美德一样，危及他人。

有个从小到大一直对人唯命是从的女人，她永远把自己想说的话、想做的事排在第二位，委曲求全地活着。别人都称赞她是个乖孩子、好孩子，她自己也越来越习惯这样的生活方式。

上高中的时候，老师们都对她赞许有加。高中毕业以后，她就进了一家还不错的公司。开始时，一切看起来都挺顺利，然而没过多久，她就发现自己并不太受同事的欢迎，而且更令她震惊的是，周围的人都说她是个任性的人。这对她而言实在是太难理解了。走投无路之下，她唯有求助心理咨询师。她说，明明自己都以这种抹杀自己个性的方式活着了，可竟然还被说成是任性的人，这简直令她完全无所适从。不过，随着与咨询师谈话的深入，她渐渐悟出了下面的道理：

虽说是抹杀自己，可既然自己还活着，所以就绝对不可能把自己的个性和欲求抹杀得干干净净，仔细说来，不过只是"杀掉"部分的自己而已。可说来有趣的是，这被抹杀掉的部分，总会以其他什么形式再生，或是在半死不活的状态下痛苦呻吟。就是这样，当人刻意牺牲自己的某个部分时，"被杀"的那部分就会在自己毫无知觉的情况下再生，或是以半死不活的状态存在，在自己不注意的时候突然跃动。

具体说这个女人，她以为自己为了别人，已经委曲求全地把自己的想法和欲望全都抹杀掉了，可别人还是觉得她有时会突然间毫无道理地做出任性的事：在大伙儿都很高兴的时候，她会突然面不改色地说些丧气的话；在有重要工作要做的时候，明明不觉得她有多难受，可她就是会抛下一句"我身体不舒服，我先走了"，然后就抬腿走人了……总而言之，就是她的想法总和别人有点对不上路，在旁人眼里最关键的时候，她却要起小性子，而且恰恰因为平时老实，所以她的这些行为就格外引人注目。

如果让这个女人自己来说，她会觉得自己总是在忍耐中活着，偶尔承受不住，稍微休息一下、喘口气也是理所当然的。只不过，她选择的时机都是最不恰当的——正是她内心中被"杀掉"的那部分东西，重生后进行复仇行动的时候。所以，她就成功地"杀掉"了其他人。她能仅凭一句话，就将周围热烈的气氛搞僵，或是让他人的好意化为乌有，或是危急时刻袖手旁观、见死不救，等等，她的一句话可能造成很多种类似的后果。而且，在这种时候，她自己通常无法认识到事情的严重性，她也因此被烙上了"任性的人"的印记。

抹杀自己的欲望，会在不知不觉间伤到其他人，这实在是令人困扰。这么说来，与其抹杀自己的欲望，还不如努力地活出自己吧？但这话说起来容易，可并非简简单单就能达成的。在活出自己的人生的同时，让别人也活出他们自己的人生，虽然我们都明白这种想法很好，但做起来异常艰难。

为了拯救自己，就要做自己想做的事，这也许正好会让自己成为"任性的人"。特别是在日本，我们向来尊崇与他人协调，尊崇与他人保持一致，想要按照自己的方式活下去会显得格外艰难，所以人们可能会不自觉地选择"抹杀自己"的活法。多数人会觉得，抹杀自己是比活出自己更好、更安全的活法，前面例子里所说的那个女人的种种失败，恐怕正是因此而产生的。

无论是活出自己还是抹杀自己，两者都很难，但也不能武断地说到底哪一种更好。也许更重要的是，不要将某一方规定为美德，过分按某一种方式活着。

喜欢"抹杀自己"这种活法的朋友，你们恐怕应该想想看，本该被"杀掉"的那部分，是不是在半死不活的状态下发出了痛苦的呻吟，而且已经惊扰到别人了呢？被"杀掉"的那部分，是不是已经在你意料之外复活了，且正活跃着，伺机"干掉"别人呢？

真要是能把自己完完全全"杀掉"，就能催生出一个全新的自己——要是能清清楚楚地明白这个，那也相当了不起了。

[谁 是 谁 的 牺 牲 品]

曾经在电视上看到有个姑娘，对别人因为男人半夜才回家很愤怒而感到不屑。她说："要是我的话，才不会跟他吵跟他闹呢，我会做好一大桌子饭菜，一直等他回来！"

她的语气让我明白，她并不是觉得男人半夜才回家非常辛苦，需要好好吃一顿饭大补一下，所以才做好一桌饭菜的。因此，当听到她这么说的时候，我顿时感到脊背发凉。

试想一下，如果我是她等待的那个男人，也许因为下班后和同事喝酒聊天，过了半夜才回家。打开门，原以为一片黑暗的家里却亮堂堂的，桌子上还摆着一盘盘早就冷掉了的饭菜，沙发上有个一脸倦容的女人笑嘻嘻地说："你终于回来啦！"的确，我在当时一定感动不已。

然而如果这样的情形一再发生呢？如果我不回家是因为总感到家里气氛凝重，但对方总是不肯正视我们之间的问题呢？这时候，我其实很想干脆两个人好好吵一架算了，可对方却做出宽容得如同圣母般的样子，这种沉重的压力真是让我受不了。这就好像是在用一把钝刀子，连皮带肉地撕扯我的心……

这些抹杀了自己的人，之所以会让别人难受，首先是因

109

为他们隐藏起了自己真实的情感。有时，他们以为自己隐藏得很好，其实却会不知不觉地泄露秘密，让旁人很想说，你还不如干脆有话直说呢。

其次，总是抹杀自己去配合别人，必然会让人感到压力。有些人是无意识地去做这样的事的，以抹杀自己的方式生活已经成了他唯一的生活方式了。此时，这种压力是无形的。不可否认的是，还有人是有意识，或者半有意识地以抹杀自己作为武器，希望对方能够发现自己的不开心，或者甚至用这种方法来惩罚对方。此时，这种压力就会变得极其沉重，让人无法忍受。

再次，抹杀自己的人难免会觉得，为了配合你们，我已经付出这么多了，所以，你们应该如何如何地对我。甚至有时候，连舆论和他所配合的对方也觉得理应如此。可是我们前面又说过，抹杀自己的人会让他人感到不快，这二者间的矛盾也会让事情变得越来越复杂。

总之，抹杀自己的人，最终也会"杀掉"别人，并且为此感到委屈，感到不公平。如果不试图自救，恐怕，只会踏上继续寻找牺牲者的路。

19 精神的力量并非只有忍耐

〈让人克己牺牲才是团队精神吗〉

常常能在体育解说里听到"精神力量"这个词，这不禁给人一种"只要有了精神力量，比赛就一定能够胜利"的错觉。可既然是体育运动，那最重要的自然应当是身体。虽然有人并不喜欢"身体第一"这种说法，但无论是谁都得承认，在体育方面，身体力量、技能以及运动能力是非常重要的。所以，我觉得体育解说应该以如何来使用身体能力、采用什么样的技巧之类的为话题，可现实里听到更多的却是"精神力量"。采访教练和运动员的记者也一样，他们似乎太爱把焦点放在精神力量上了。

日本人实在是太喜欢精神力量了，这样的情况愈演愈烈，就出现了"到底是如何忍耐才培养出精神力量的"这种话题。在我们的心目中，"忍耐住艰苦的训练，让精神力量得到充分磨炼，最终将胜利的奖牌收入囊中"这种故事情节简直美妙极了，所以即便运动员根本没那么想，事实也根本不是那么回事，记者也总是能绞尽脑汁把这样的话题引出来。

之所以喜欢在体育运动上看到"忍耐"二字，正是因为日本人在整个人生中都把这两个字当成了座右铭。我们认定了要想得到芬芳的花朵，就必须先经历一番彻骨的严寒。

不过只要稍微动脑子想一想，就一定会产生这样的疑问：我们挂在嘴边的"精神力量"，真的是如此匮乏的东西吗？

匮乏到只能用在忍耐上吗？

其实，人类的精神力量非常丰富。比如说，如果体育比赛需要精神力量，那应该是在已经身处绝境时思考出新对策的能力，或是根据对手的情况改变自己的战术的能力，等等。我们总爱抨击日本的足球队员缺乏想象力，而所谓的想象力，不正是人类精神的机能之一吗？我们必须反省的是，这种把忍耐二字当成精神力量的训练法，正是破坏日本运动员想象力的罪魁祸首。

因为跟体育有关的事比较好懂，所以我就拿体育当例子说了这些。这种观点，其实在生活中同样适用。在公司里，强调精神力量的上司，一味要求下属忍耐，这种事一点都不新鲜。在训练下属时，不去开拓他的思路，不让他学会自由行动，而是把"忍耐"当成训练的首要目标，难道不是这样吗？不是教他做好能做到的事，而是让他做些不可能完成的事，或是要求长时间地工作，借此训练他学会忍耐。

我在前面已经说过了，正是这些做法，让人本有的精神功能变得越来越匮乏，也让人变得越来越没有个性。

我说的这些话，只要稍微想一想就能明白，可尽管如此，"忍耐力＝精神力量"这样的等式却一直难以消除，这是为什么呢？最重要的原因就是这是很容易拿来做免罪符的。"我们已经忍受了如此巨大的痛苦了。"这种借口在输掉的时候很容易信口说来。我想，这正是日本运动员拥有超长训练时间的理由之一。

其次，只把忍耐当作重点，这对指导者来说实在是太省事了。他们只需要把自己放在训练者的位置上，一味地叫运动员忍耐就行了。这样的训练会毁掉运动员的个性，而统率一个没有个性的运动员群体，对教练员来说显然更容易一点。这样的群体，或许确实很团结，可在如何应对新局面、如何让队伍更加个性化的问题上，就不行了。

话虽如此，但我们也有那种把忍耐当重点的佼佼者，这的确振奋人心。说要快乐地运动，说不需要忍耐，可如果忍耐力太差也不行。比如说橄榄球运动中称霸全国的神户制钢队，取得女排全国冠军的伊藤洋华堂队，它们与过去日本式的忍耐集体不同，而且非常强大，实在是非常了不起的。这种运动队队员所拥有的精神力量，与过去被滥用的所谓日本式的精神力量，是完全不同的。

让我再重复一次，这不仅仅是体育运动上的问题。作为贯穿整个人生的生存方式，日本人应该要打破"忍耐即为精神力量"这种单一的模式，着力去培养新的精神力量了。

[怪 胎 和 木 偶]

美国电视剧《欢乐合唱团》里描述了两个不同的高中合唱团。一个里面个个是怪胎，每集都得搞出点新花样，团员彼此间的竞争性也很强。他们常常让指导老师头疼不已，为了"对付"他们——保持积极性，解决出现的问题，以及更重要的，获得他们的认可——指导老师也得不停地想出新点子来。另一个团体，成员个个整齐划一，在严厉老师的指导下，穿一样的衣服，做一样的造型，个个表现得都很乖，他们只需要完全服从就好。

第一个团体的创造性非常突出，但相应地，指导老师也
必须付出更多的辛苦，这要求老师自己有足够好的能力和品格。结果，他们在历尽艰苦之后获得了胜利。而且，在这样的过程中，不仅团员的创造力和个人能力得到了最大的发挥，老师的创造性也在不断提升。

第二个团体的老师就很轻松了，他只需要保持自己严厉的形象，告诉团员要服从。如果团员有了强烈的自我意识，要反抗老师呢？那没关系，只要把这样的"坏孩子"开除掉，再选乖孩子进来就行了。这样，老师简直不费吹灰之力就掌控了团体。在严厉的训练下，他们也能取得一定的成绩，但

从团员个人的角度来说，就很难说除了服从能力和忍耐能力之外，还能有什么其他的发展了。

怪胎之所以被认为是怪胎，是因为他们有强烈的自我意识，有独到的创造力。一个人要是只会绝对服从、自我忍耐，就很有可能沦为他人手中的提线木偶。

20

不是所有努力都能换来回报

〈你真的尽心尽力了吗〉

有很多找我咨询的人都感慨自己的努力得不到回报，或者说自己已经为解决某个问题竭尽全力了，可依然毫无头绪。

努力来努力去，到了最后关头却出了岔子，又或者是一直以来的勤勤恳恳换不来别人的认可。相反，有些不怎么努力，只知道做些浮夸之事的人，却能得到所有人的关注和赞许。还有的人，为了解决某个问题耗尽心力，但最后还是以失败告终。

比如说，有个人，他的儿子得了神经症，听说在某地有个医生很不错，就马不停蹄地坐飞机飞了过去；听说有个疗养机构不错，就斥巨资安排儿子住进去。中药试过了，到最后甚至连类似巫术的法子都试过了，还是不行。于是，他只能深深地慨叹：我都已经这么努力了，还是找不到解决的办法，这到底是为什么！

确实，不管怎么努力也得不到回报，只能说是不走运。现实中也的确有这种人，他们真是太可怜了，不管再怎么努力，都找不到解决问题的方法。有时也的确如此。不过，反过来想想看，"只要努力就能顺利解决问题"，这一定是真理吗？我反倒搞不懂，为什么只要努力就一定能顺利解决问题呢？我听过许许多多来访者的故事，以至于我开始觉得，人类会认为只要自己努力，任何问题就一定都能解决。这种想法实在有点荒唐。

当我开始这样思考后，我发现，那些感慨着再努力也解决不了问题的人，会不问缘由就怪自己"都是因为我努力得还不够"，要么就会认为"我都这么努力了还是解决不了问题，这都是××的错"，并因此去埋怨他人，或埋怨某些组织等各种外在的事物。最重要的是，这会让自己的苦恼加倍。因为被"只要努力，一切就都能顺利解决"这种想法所苦的人，实在不在少数。

在我思考着这些的时候，我遇到了一句话，也就是这一章的标题。那其实是克里希那穆提的话。克里希那穆提是已故印度宗教家、哲学家，他给我们留下了许多具有深刻洞察性的话，其中我最喜欢的就是"不是所有努力都能换来回报"。

每当我遇到为了孩子竭尽全力努力过的父母，我都会觉得，他们恐怕是在通过坚持不可能解决问题的努力来给自己制造某种免罪金牌。我的感觉是，不做任何努力，单单只是陪在孩子身边，这会让他们产生恐惧感，因此他们就逃避到努力当中去了。不去做什么努力，单单是以父亲或母亲的身份陪在孩子身边，这实在于理不合；相对而言，坐飞机去见个了不起的医生，可就轻松得多了。

或者我们还可以这么想：**单纯地想着"只要努力，一切就都能解决"的人，他们过早把视线放到了"解决"上面，不再专注于努力**。这就好比是棒球比赛中的防守队员打算将对手双杀[1]，结果光顾着用余光瞟跑垒者，因而出现了失误。此时，最重要的是先要把球接住，可他的心早就跑到双杀这一结果上，或是跑到观众的掌声上去了，所以尽管努力了半天，却以失误而告终。同样，在人生中，我们也会犯一些这样的失误而不自知，反而去感慨自己的努力都没有得到回报。

标题的这句话我实在太喜欢了，所以常常挂在嘴边，对此就有人说："话是那么说，可你不是也常常会努力吗？"我对此的回答是："不是所有努力都能换来回报，这一点我很清楚。可我能做的也就只有努力而已，所以就让我努力吧。"我是因为没有别的事可做，所以才努力的，并不是因为我相信只要努力所有问题就一定都能解决。

了解了并非只要努力就能解决所有事，因而就放弃一切努力，选择平静地生活——这样的人根本就不屑去努力解决什么。不过像我们这样的泛泛之辈，根本没办法放弃努力，过平静的生活。因为要是这样的话，我们就会焦躁，会坐立不安，会搞得四下鸡犬不宁。和陷入这种状态相比，还是做点努力更好。万一事情真能顺利解决，那真是没有比这更令人振奋的了。怀揣着这样的想法，"嗯，就姑且让我努力看看吧"，这么一来，虽然不一定能一下子解决问题，但我们

---

① 双杀为棒球技术术语，指通过一系列防守动作造成两名进攻球员同时出局，比如防守球员在接到打者击出的球后，先封杀一、二垒间的跑垒者，再封杀打者。按照棒球比赛的规则，三人出局时进攻半局就结束，双杀可以一下子使对方两人出局，是非常精彩的防守动作。——译者注

也不会哀叹连连或是愤怒恼火了。

"解决"某件事，归根到底是要靠它自行到来的。所以，就不要以它为目标，尽可能让自己努力一下，这样也就可以了。

[努 力 就 会 有 回 报]

努力没有得到预期的回报，因而就怨天尤人，觉得辛苦的努力全都白费了，这不是就把曾经辛苦努力过的自己全盘否定了吗？这种想法，就是把努力与某种特定的结果教条地联系起来，只有产生某种特定的结果才满意，否则，就认为努力没有价值。

12年寒窗苦读，却没有考上大学，那么12年来的苦读就全部成为泡影了吗？它们就不会对自己的人生产生积极影响了吗？或者说，高三这一年减少娱乐，每天学习到晚上11点，早上6点钟起床晨读，结果却没考上大学，这一切的辛苦就真的白费了吗？虽然没有得到"考上大学"这一特定的结果，但人难道没有从这样的一年当中学会相当多的知识，学会自我克制，学会不睡懒觉，学会健康管理（拼命学习却没有累倒）吗？如果是真的什么都没有得到，那我觉得当初还是不做这种努力为好。

　　有人说"只图耕耘，不图回报"，这固然是极高的境界，但谈何容易，至少平凡如我是做不到的，也不想勉强自己痛苦地自制。对我来说，更好的方法是认可努力必定有回报，只不过不能强求那是怎样一种回报而已。

　　努力过后没得到理想的结果，不如抛开"理想"的束缚，找找自己这次获得的回报是什么。有时候，与已经设计好的回报相比，这些意想不到的回报，说不定会更有意思呢。

21 理解是男女之间无法逾越的屏障

〈真有人能摸透异性的心思吗〉

很多中老年夫妻都会出现婚姻危机，"反正夫妻之间也就那么回事"，这么一来，夫妻就仿佛离婚了一样，有些人就这么凑合着倒是也能过下去。可话是这么说，但想必谁都能明白，这根本就没有多安稳、多快乐。

在全社会都在啰里吧嗦地说要节能的时候，有家公司因为所在的楼层不算特别高，所以就决定：员工下楼时禁止乘电梯。可偏偏就有些不自觉的人，他们假装无意地像以前一样坐电梯。因此，公司就让各部门经理在不同的时间段轮流在一楼隐蔽的地方偷偷监视，一旦发现这种不自觉的人，就给予警告。有个经理在监视的时候，没有发现任何人下楼。在此过程中，他越来越觉得自己在做的是件蠢到不能再蠢的事。"都成了部门经理了，我不是为了藏在角落里监视别人才工作的吧！而且，妻子在家还总以为我在公司里做的是自己喜欢的事，她可不知道我为了拿点工资，都要被迫做这么蠢的事吧！"

这位经理先生曾经在书里学过"夫妻间的对话非常重要"这个道理，所以他即便认为这件事说出来傻极了，还是觉得应该和妻子说一次，让她知道自己都被迫做了什么讨厌的事，让她知道自己虽然是个部门经理，所做的也并不全都是自己喜欢的事。于是他就豁出去，决定尝试和妻子对话。"好！说吧！"虽然下定决心，可因为平时都不说这些，所以做起来真是出乎意料地难。最后，借着点酒劲，他呆呆地把监视电梯的事说出来了。

一开始，妻子还很惊讶地听他说，可没过多久就哈哈大笑起来："日本的企业真是有钱，这么无聊的工作还付你这么高的薪水。"女儿听了这话也笑了，说："男人净会说些了不起的大话，原来在公司里能这么轻松地打发时间啊。"经理先生就没再说下去了，只是苦笑着说"是吧"，随便敷衍了过去，可心里却暗想："女人这种动物，果然是不懂得男人的心情啊。"

可能你觉得这种事实在是愚蠢无聊，可像这样的小事积累起来，夫妻之间就会心生罅隙，认为对方一点都不理解自己。

必须尽快把贷款还清，要让孩子上大学——当夫妻间有某个共同奋斗的目标时，似乎还能同心协力。而且，一旦成了夫妻，彼此就必须包容对方的缺点，因此两人的关系就在不知不觉间找到了平衡。就像我们前面举的那个例子一样，丈夫属于瞻前顾后、凡事顾虑太多的忧郁型，而妻子则是个满不在乎的乐天派，两个人互相弥补，刚好能保持平衡。

两个人齐心协力的时候，用不着对对方做什么深入思考，只要朝着一个目标前进就行了。在这种情况下，如果自己开心，可能根本发现不了辛苦支持自己的另一半已经累得快要哭出来了。而当目标达成以后，两个人松下劲面对面时，才会陡然发觉，原来彼此对对方根本就不理解，就这么稀里糊涂地一路走了过来。

关于这一点，可以用下面这个比喻来形容。我们经常能在古装片里看到，两个人背靠背奋力杀敌，等到打退了敌人，两个人面对面时才会发现"原来我是和这种家伙一起战斗的啊"，彼此大失所望。

过去关系一直都不错的夫妻到了中年之后，突然间有了隔膜，甚至连离婚之类的话题都摆到桌面上来了，往往就是因为他们的关系已经从协作逼近了误解的山谷。男人和女人想要理解对方，几乎是不可能的，而且有时甚至可以说是豁出性命的工作——这是我们务必要充分了解的。

如果把协作关系当成了理解，那么就会在某一天突然发现对方变成不懂道理的人了，或是怀疑过去的协作都是假象，而事实并不是那样。想要男女彼此理解真的是一件非常困难的事，这通常是从中年才开始的。如果能够清楚这种彼此理解的难度有多大，那么就不会因为一点点的不理解而震惊或是愤怒，并会为了迎接即将到来的老年打起精神，一点点地付出努力。

[男 人 和 女 人 真 的 不 能 相 互 理 解 吗]

关于男人和女人到底能否相互理解，实在是有太多书、太多篇幅讨论过，还有很多书不遗余力地想要告诉我们：男

126

人和女人根本就不是同一种生物，根本就来自不同的星球！

严肃的心理学对男人和女人到底有没有那么大的差异报以怀疑——这种差异即使有，又在多大程度上是被我们塑造出来的呢？不过，就算实验可以证明男人和女人在智力、认知能力、人格等各个领域的差异远远小于个体之间的差异，仍然不能消除我们在日常生活中观察到的现象——男人与女人在太多事物的理解、感受和期待上都有所不同。在由男人和女人组成的亲密关系中，我们常常为自己要的与对方给的不同，为自己和对方的想法错位而感慨。

据说当两个人之间的关系出现问题时——这问题本身可大可小，也许只不过是周末该不该出去吃饭而已——女人希望能和男人认真讨论这个问题，而男人则反感认真讨论。这时，女人会觉得："我们之间出现大问题了，因为他都不肯和我讨论这个问题！"而男人会觉得："我们之间的问题变大了，因为都需要讨论问题了！"男人和女人常因为类似的误解而产生矛盾，让人感慨。

不过，所谓误解，就是"错误的理解"，本质上来说，还是有"理解"的需求的，这种需求是男女能够形成亲密关系的基础。我们常常误以为理解了对方，这有时候是因为对方给的信息量不够，把真正的想法都闷在心里；有时候是我们过于自负，或许以前曾经有过理解对方的成功经验——谈恋爱的时候，他只要一皱眉我就知道他需要什么，所以现在一起生活 10 年了，我当然更加理解他了——所以就不再耗费全部心神去理解对方了。

在亲密关系当中，要想更好地理解彼此，首先需要尽可能开诚布公地说出自己的想法，不要让对方猜测。想想看，你希望自己什么都不说，对方就满足你的愿望，这到底是因为你很享受这种被溺爱的感觉，还是因为你觉得对方做得不够，想要借此惩罚对方？

"男人和女人很难彼此理解。"这句话不是说来让你心灰意冷、破罐破摔的，而是希望你知道：第一，想要理解对方必须耗费心思，不能轻视；第二，想让对方理解你，要给他足够的信息；第三，因为彼此理解本就很难，所以不要因为对方没能理解你而怒不可遏。谈理解，终归要从自己做起。

22

理解别人是豁出性命的工作

〈这辈子你真的用心理解过别人吗〉

在上一章中，我用了"理解是男女之间无法逾越的屏障"来形容男女之间的关系，想必又该有人嫌我夸大其词了。不过我确实就是这么认为的，想要真真正正理解别人，的确是需要豁出性命的。不明白这个，随口就说"理解别人是非常重要的"的那些人，真是太天真了。

我的职业是心理治疗师，而理解他人正是这个职业的核心要求。听来访者诉说他的苦恼，在说该这样那样之前，首先必须真正地理解这个人的心情。恐怕可以这么说，只要能真正做到理解，那解决问题的办法就会呼之欲出。但是，做到"真正理解"确实异常艰难，我可以举个例子来说明。

有个因为罢学而被领来做咨询的高中生，刚开始时他几乎都不说话，直到后来才渐渐吐露自己的心声，说自己被父母紧紧地束缚着。随着谈话的不断深入，他的话里加进了更多的感情色彩，谈话的内容也变得更具体。他的父母，与其说是束缚他，不如说是对他进行精神上的虐待更确切。紧跟着，他的愤怒达到了顶点，他告诉咨询师，他甚至想用棒球棍狠狠地揍他父母一顿。

如果这个时候，咨询师不假思索就告诉他"那种事还是别做为好"的话，他的愤怒就会爆发，大喊："老师根本不是真的理解我的心情！你不理解我的心情所以才会说这种没有用的话。之前老师你拼命地听我讲话，其实那都是你假装理解了对吧！"这种时候，他对父母的愤怒，仿佛一下子改变了方向，全都指向了咨询师。在这种情况下，咨询师采取怎样的态度会直接影响到他的情绪，甚至咨询师真的挨他一顿打也说不定。

最为悲惨的例子，就是真的有精神科医生被患者杀死。这位医生如果是个"让患者等上3小时只给看3分钟"的不靠谱的医生，恐怕反而不会被杀掉吧。正是因为他努力"去理解"患者，这项工作才变成要付出生命代价的了。

在孩子说想要揍父母时不假思索就横加阻止的话，咨询就会失败，所以也会有人想，要是告诉他"你想干就去干吧"又会怎么样呢？这种做法也一样，说句"随便你吧"就甩开他，也是不理解的做法。过去一直假装理解对方，到关键时刻却摆出个事不关己的样子来，自然也只会引来一阵怒火。

有这样一个例子：老师对总是没完没了地念叨"想要自杀"的学生不耐烦了，于是就说"那你去做好了"，学生就会觉得"那位老师不肯理解我"。这个例子就典型地说明了，完全按照学生的语言去反应并不代表真正的理解。如果并非是这种仅仅在语言水平上的"阻止"或任由他去，而是想要真正地去理解对方的话，那就必须面对面地赌上自己的"生命"。

哪怕不是这种很了不得的大事，而是一眼看上去貌似非常简单的事，想要理解也是非常困难的。我来举个例子说明。比方说，我们可以设想一对夫妇，丈夫出手大方，妻子却很节俭。他俩在协作关系的阶段能够保持适当的平衡，相安无事；可到了两个人必须面对面，进入需要相互理解的阶段时，妻子就会劝说丈夫要有"节俭的美德"。如果丈夫真心想去理解妻子这一番道理的话，必然会发现自己以往的生活方式实在太过愚蠢，自己是靠着妻子的支持才走到今天的。可要是他说"才不是那样呢，节约跟小气是一个意思，我一直以来都是这么大方地花钱的，所以别人对我的评价也挺好"，那妻子一定会说："你真是完全不理解我。"

要是只想草率地理解他人的话，就会让自己人生观的根基动摇。这其实也是一种豁出性命的表现。事实上，想要不动摇自己的根基就去理解别人，实在是太天真了。

听到我说的这些话，想必有人会得出这样的结论——"理解人类"之类的事还是尽可能别去干吧。这也无可厚非。不过，我觉得人好不容易活一次，到临死的时候要是还没尝试过这种"豁出性命"的事，那也活得太了无生趣了。

[别 轻 易 说 理 解]

我给周围的朋友讲河合先生的"理解别人是豁出性命的工作"这一观点的时候，很多人的反应是"干吗要去理解别人"。的确，虽然我也觉得偶尔做做豁出性命的冒险也不错，不过对于大多数人来说，能够反问自己"干吗要去理解别人"，这本身已经足够了不起了。

理解人和理解一台机器的构造、理解数学定理、理解化学式等不同。尽管人比机器的构造、数学定理、化学式要复杂得多，奇怪的是，人们往往总觉得自己不理解——而且是不能理解——后者，却觉得自己理解人。尽管你可能会谦逊地说，自己并不是完全地搞懂了人（或者某个人），但是别忘了，你同样也说过自己一点都搞不懂数学定理呢。

因为我们懂得对方所使用的语言，懂得嘴角上扬、眼睛微微眯起的表情叫作微笑，因为我们和对方有过类似的经历，所以尽管实际上我们可能没体会到对方真正的内心感受，但还是会产生"我懂你"的错觉。因此，我们有时候就忍不住要急着向对方表态："真的，我特别理解你的感受。""哎呀，其实我曾经也和你一样。"可是，当你错误地理解了对方的时候，这些话只能让对方尴尬，有时还会让对方愤怒不已，认为你是在敷衍他，或者你是个骗子。

临床心理学家自然得做好豁出性命去的心理准备，因为理解别人是我们的工作。不过对于普通人来说，或许你并不需要那么深层次地理解别人。不过你至少要让自己清楚，理解别人没那么简单，必须豁出性命才行，别让自己陷入自以为能理解别人的自我满足当中。

23 善事要做到别人心坎里

〈为什么一心做好事反而常被人埋怨〉

我之前说过,人首先要做自己喜欢的事,这一点非常重要。在做自己喜欢的事情的同时,崭新世界的大门也在慢慢地打开。话虽然这样说,但做喜欢的事情往往会给周围的人带来困扰。因此,由于太害怕打扰到别人,结果搞得什么也做不成。只有当你在能觉察到是否会对别人造成困扰的前提下,依然能做自己喜欢的事,才能体会到人生的乐趣。

有些人因为喜欢,所以常做善事。不过,让人头疼的是,这种人只是看到自己是在做善事,却很少能发现自己在做的这些所谓的善事,给别人带来了困扰。

举个例子来说,有个人在养老院里做不定期的志愿者。他每次去的时候,对老人们都十分亲切热情。老人们也是很想撒娇的,所以就提出这样那样的要求。这些要求得到了满足,老人们就非常高兴。他连平常做不了的事情也都做了,这确实是一件非常了不起的事,更何况这些事都是他无偿来做的,就更得说是善行了。

可是他只是偶尔来一下,他走了以后,养老院的工作人员可就苦了。尝到了撒娇甜头的老人们,到了第二天就连以前自己做的事都不做了,全都想要依赖他人。养老院的工作人员没办法一一满足他们的要求,况且虽然说他们是老人,可工作人员也希望他们尽可能独立生活。

也许这个时候老人就会说:那个某某志愿者倒是个好人,可这家养老院里的人全都很冷漠。这么一来,养老院的工作人员可就不高兴了。等到志愿者再来时，他们也不再欢迎他了。要是志愿者能够在此时觉得有些蹊跷，和养老院的人把话谈开的话，那他可真是很了不起的人。不过，一般来说，这样的"善人"大都不会注意到他人的感受，因此还和以往一样接着那么干。不过说是和以往一样，可凡事总有个限度，因此就会出现养老院的人拒绝让他再来做志愿者，或者是夹在中间左右为难的老人突然对他爱搭不理的情况了。

这种时候，志愿者可能会觉得"我好心好意去做善事，那个养老院什么玩意啊"，于是就辞掉那里的工作，跑到其他地方继续做志愿者，像候鸟迁徙一样不停地到处做善事。

如果是真正想要行善的话，就必须把善事做到别人的心坎里。 要是感觉到养老院的工作人员不太高兴，就必须反思。必须考虑一下，当老人说想要你做这个做那个的时候，立刻就满足他们的要求，到底是不是真的有意义。如果对他们的要求全盘接受，那么，这不仅无法被称为善行，甚至还有害。

因此，本章标题的这句话就非常重要了。其实，这句话是由威廉·布莱克[1]的"欲向他人行善者，必应先体贴入微"改编而来的。

看看那些所谓先进国家对外援助的情况，就能深切地感受到这句话的重要性。花了很多钱，给被援助国送去许许多

---

[1] 威廉·布莱克，18世纪英国诗人、画家、雕刻家，著名诗句有"一沙一世界，一花一天堂"等。——译者注

多的物品，可是，被援助的国家只单单通过这些所谓的援助，就能真正实现富裕了吗？原本该国没有的物品迅速而大量地被运来，不是连该国文化的基本模式都被破坏掉了吗？

把善事做到别人心坎里实在太麻烦了，我才不想做呢，反正我是带着善意在做的。——会这样说的人，只不过是因为自己喜欢所以才做的而已，因此别说压根儿不值得赞赏，甚至还会给别人造成无端的麻烦，我真希望他们能够有这点自觉。所谓志愿活动，要是不注意的话，就会造成反效果。

不想造成反效果的人，就请你体贴入微地行善吧。一旦你开始这么做了，应该就能明白行善是一件多么难的事了。这样你就能发觉，其实你并不知道那到底是不是真正的善事。如果能这么做的话，善人所共有的那种让人不快的傲慢就会一点点地消失，你能够真实地感觉到，与其说是做了善事（恶事），还不如说是做了自己喜欢的事呢。我想，沃伯格①的那句"上帝栖身于细节"，应该也和我在本章说的这个有关吧。

---

① 即亚伯拉罕·M.沃伯格，德国艺术史学家，西方艺术图像志学的开山鼻祖。——译者注

[做 好 事 到 底 有 多 难]

看了这一章，你可能会说："做好事也太难了，真是费力不讨好！""怎么给别人帮个忙还要想那么多，你们心理学家真会没事找事！"

的确，在真遇到事的时候，我们不能没完没了地瞻前顾后，"有想做的事就先做做看"，不过，闲下来的时候先把事情想明白，这也能帮助我们更好地去生活吧。

恰到好处地帮助别人，当然再好不过，可难就难在恰到好处上。帮助他人，除了能够让他人获益这种显而易见的结果之外，我们不妨来看看它还有什么可能的结果。

首先，请大家想一想，"助人为乐"，指的是谁的乐趣？是助人者自己的乐趣。所以，虽然被帮助者可以获益，但我们也不该要求他们必须因为受助而快乐。认清了这一点，当你帮助了别人，别人却没表现得多快乐，而且说不定还会抱怨的时候，你就不会觉得生气和憋屈了。

其次，做了好事之后，我们一定会寻求某种回报的。这种回报可不是物质上的，最不扰民的一种对回报的要求就是助人"为乐"，完全以能够帮助别人这件事本身为乐趣。除此之外，既然做了好事，有时候我们要求的回报是对方也能这样对待自己，或者还可能是在道德上的优越感，自以为比别人更高尚。

最后还要警惕的是，有时候帮助别人，会剥夺别人成长的机会。就像养老院里的那些老人，原本可以自己做的也不做了，不用动脑子，也不用做事情活动手脚，这反倒会对他们的健康产生不利的影响。

做好事真的没那么简单。我在国外的时候常常不敢给老人让座，因为他们尽管是老人，但腰板挺直，看起来精神矍铄，所以我生怕对方觉得自己没那么老，反而冒犯了人家。你是不是也遇到过给"孕妇"让座，结果对方只是有些胖的尴尬呢？台湾的地铁提供一种贴纸，上面印着类似自己需要座位的话，需要的人随时可以去柜台取来贴在自己身上。我想这就是一种能让我们不再彼此猜测，坦然地面对自己的需要，让我们的生活更和谐的方式。

24 只有经过死亡的洗礼，才能看到重生的火光

〈你的心，经历过死而复生吗〉

我们有时会拿"从今以后，要以重生般的心情来努力"这种话来鼓励自己；有时为了表示自己的决心非比寻常，我们也会说："就当昨日之我已死。"死了以后到底能不能重生，这个我说不清楚，但作为一种心理体验，这有时的确会给人带来戏剧性的变化，以至于让人想用"死而后生"这种方式来实现这些变化。

有个人因为无法摆脱的苦恼去做心理咨询，在进行治疗期间自杀未遂，不过却以此为契机将烦恼一扫而空。从此以后，这位来访者逢人便说："要是没有走到要死这一步，我想我是不会好起来的。"这句话给我留下了十分深刻的印象。更直白一点地说，人为了重生，必须先经历死亡。话虽如此，但也绝不是说非要追求肉体的死亡，我这里说的，更多的应该是精神上象征性的死亡而已。

一个公司的骨干，突然觉得工作了无生趣，黯然消沉，上班也变得无精打采。他过来找我咨询。听了他的叙述后，我发现他之前一直很喜欢工作，也觉得工作很有意思，总是干劲十足，最近，他比其他人更快一步当上了部门经理，自己也认为从今以后要更努力了。可是这时，他突然变成了现在这种状态。他这是抑郁症，是近年来中年人最容易患的神经症。他说，像自己这样的人，即使活在世上也只不过是给他人添麻烦，还不如死了更好。很多抑郁症患者都说过想死，而且，他们中也有很多人真的会去自杀，所以必须留意。

不过，在这种时候最为重要的是，如果你只是热心于阻止他自杀，其结果就是阻止了这个人好不容易才得到的"死而后生"的机会。因此，我们治疗师并不会单纯地阻止其自杀，而要去思考如何能够帮助他，好让这种情绪往象征性的"死亡与再生"上发展，从而避免实际上的自杀。

揣着这个念头，即使这个人已经说了"想死"，我也没有立刻去阻止他，而是决定继续听他接下来怎么说。他接着说，迄今为止自己在工作上确实是毫无差错，而且处理每件事也都得心应手。可自从当了部门经理以后，再回过头来看看自己的属下，发现他们当中有很多混日子的人。这种人吧，就算批评他们，也不见他们改正。他觉得，这种偷懒的人一定会被其他人所嫌恶吧，却意外地发现他们很有人缘，这实在是太不可思议了。可是再仔细想想，自己当了部门经理之后，工作量急剧增加，老这么为了属下的一点小事花心思，根本就顾不过来，也没法像过去一样一心扑在工作上。他觉得自己太对不起公司了，像自己这样的家伙，还是别再活在这世上了，不是吗？

他的话最后还是朝着自杀的方向去了，可能会让人觉得，既然这样，那么，听他讲些什么也没有用啊，结果还不是说自杀吗！可事实并非如此。在讲述的过程中，来访者本人可以对自己的问题进行思考，而且还能在此基础上说出解决问题的关键办法来。也就是说，这位来访者以前只知道勤勤恳恳埋头苦干，可因为当了部门经理，所以就到了必须改变自己过去生活模式的关头。既然当了部门经理，就会有和自己生存方式不同的属下，也必须站在一个更宏观的立场上来看待整体局面。这种"改变自我"是非常痛苦的，所以，就会出现了无生趣，非得自杀的想法。

在防范他自杀的同时，我和他继续那个痛苦的话题。在这个过程中，当事人渐渐地发现，那个他觉得整天混日子的属下，虽然在工作上非常散漫，可是待人非常体贴，这是那个属下的优点。当他说出这些的时候，他就可以渐渐从抑郁症中抽身而出了。

当这样的来访者好转之后，我有时会问他们："你之前总是说想死想死的，到底是你的哪一部分死了呢？"有些人会回答是僵硬、顽固的那部分自己死掉了，而自己也开始变得有点弹性了。也有人回答说，就像吊在悬崖上，用手紧紧抓住草，想要努力往上爬，可一想到自己那么痛苦，干脆撒开手吧，结果掉在了柔软的草地上，毫发无伤，而另一个世界此时也在眼前出现了——这种回答之贴切，真让人佩服得五体投地。

不过，有时候放开双手，也有可能会坠入地狱。我们必须知道，同一种方法，并不是每一次都能成功。在象征性的死亡与再生这一过程的背后，也有真实的死亡存在。我们必须避免肉体上的死亡，成就象征性的死亡。

144

可如果只是单纯地避免死亡，就什么事都成不了。

[象 征 意 义 上 的 求 死 行 为]

有时候，人虽然不会说想死，不会寻求真正的死亡，但很多行为，从象征意义上说，可以认为是求死行为，即要杀死自己的某个部分。这种行为的内在隐含动机往往很复杂，拐好几道弯，而且很多时候连自己都无法察觉。

打个比方说，一个已婚男士有了外遇，他仍然爱自己的妻子，仍然想和妻子共度余生，可是因为各种原因被另一个女人所吸引。男士有时会和外遇对象一起出门——当然是瞒着妻子的，即便一起出门，他们也不会在外面做出太出格的举动，就像是普通朋友一样，可这仍然是一种危险行为。有一天，这个男士带外遇对象去的地方，竟然是妻子的朋友们常常聚会的地方。

看到这儿，相信有不少读者会很愤怒地说，这家伙太嚣张，这是公然的挑衅！不过，让我们暂时先把愤怒放在一边——因为愤怒会影响我们的判断力——从象征的意义上来看他的行为。带外遇对象去妻子的朋友们常去的地方，这无疑是一种极其危险的行为。我们刚刚说过，男士并不想和妻子分开，也不想让妻子知道自己有外遇，却仍然选择了——这种选择可能是有意的，也可能是无意的——如此危险的行为，从象征意义上来说，这种行为简直就如同飞蛾扑火，像是在求死。

行为上之所以会求死，可能是因为他内心的纠结已经达到了必须做出决断的地步，但是他自己或许还没听到内心的声音，还在安慰自己能够处理好这两种关系。可是，由于内心太过纠结，憋得实在受不了了，所以就用这种把自己逼到悬崖的方式——或者由自己发现，或者由其他人发现——以逼迫自己直面这个问题。

听到我这么说，你也许会以为，那他就是想快点和妻子做了断，那就逼他断了算了。未必，因为内心的胜负对抗往往是51：49，他之所以会如此纠结，恰恰是因为这是势均力敌的战役。因此，作为妻子的一方（作为外遇对象的那一方也是如此）在捕捉到了他求死的信号之后，做些什么来备战——承认彼此之间出现了问题，修复彼此的关系——恐怕是获胜的关键。

除了逼迫自己做决定之外，我们还可以这样来考虑问题。**求死，很多时候也是在求生，是被逼到了最后的边缘，发出**

最后一声无言的求救。 不管是妻子、朋友还是其他什么人，"快点发现我在做什么，快点救救我吧"，因为他在做的——有外遇，或者说，有情感上的纠缠——很难直接对人言说，所以就用行为表现出来，希望别人能够发现。

所以说，看到类似求死的行为，就说"好啊，你小子找死，实在太嚣张了"，这可就白白浪费了绝处逢生的机会。无论是自己还是别人，当你搞不懂为什么明明知道是找死还要那么做的时候，自然会生气，但是生气解决不了问题，要想解决问题，必须暂时抛掉气愤、抛掉成见，搞清楚那个最关键的"为什么"。

25 试着雕琢你的灵魂吧

〈你的灵魂，它还好吗〉

自进入现代社会以来，人们几乎不再相信有灵魂存在了，对灵魂也越来越不屑一顾。不过，近些年来，灵魂之说仿佛又有一种卷土重来的趋势，在各个地方都能看到一些狂热的"灵魂拥趸"。不过一般来说，现代人普遍不会再盲信灵魂到糊涂的程度。

　　不管怎么样，如果想要了解灵魂的话，那就去翻看一些古书吧，这些书里记载了很多有关灵魂的真相。我自己很喜欢看一些日本中世纪的神话集，在这些神话集里，有一个这样的故事。

　　有个人，死后到了冥界，发现那里正在盖一栋非常雄伟的宫殿。于是，他就问这是谁住的地方。结果对方说了一个还活着的人的名字，告诉他，因为那个人行善事，所以就在这边给那个人修建这座还不错的住宅。故事最后，这个人回到了现实世界，还把这些话告诉了周围的人。像这种所谓从冥界返回的故事，有很多可以让人受教的部分。

　　照这个故事所讲的，你在这个世界做出什么样的行为，就会在那个世界得到一座相应的住宅。只要考虑一下在住宅里居住的时间，任何人都可以明白，我们在"这边"居住的时间非常短，而在"那边"居住的时间却出奇地长，所以，在"那边"的住宅要比在"这边"的重要得多。如此说来，我们在"这边"的行为和"那边"建造的住宅是什么关系呢？如果在"这边"建了栋豪宅，那么相应地，在"那边"会建

150

个什么样的住宅呢？通过陷害别人搜刮到大量金钱，在"这边"建造了豪宅，可与此同时，你在那个世界的住宅，却修成了"地下室"，没准是往地下挖得越来越深了……这样想来真是很有意思。

不光是住宅，在这个世界做的每一件事，都是在为那个世界的生活做准备。当你决定要去做一件什么事，或者实际上已经在做什么的时候，不光要想这会给这个世界的自己带来什么，偶尔也想想会对那个世界的自己产生什么样的影响，结果又会怎么样呢？

或者改变一下思考方式，这么想想看：自己死的时候，能够带去那个世界的就只是自己的灵魂。就算拥有再多财富，也都无法带走；就算写了许多本书，请人把它们放在棺木里，可在到达那个世界之前也不过是落个被烧掉的下场而已。就连自己的身体，也同样是被烧掉，或是腐烂掉罢了。我总是为自己一直能挺直腰板活着而深感自豪，可即便如此，死后也不过是放进骨灰盒里的一堆灰烬而已。

也许会有这样一种东西，我们可以把它拿到阎王面前，对他说：这就是我的灵魂！这样的灵魂，要怎样在我们还活着的时候打造出来呢？这就需要我们去雕琢灵魂（Soul-making）了。

雕琢灵魂是非常重要的。可是，一旦开始在意这种精神上的事，我们在这个世界上的活法就会变得艰难起来。一般人考虑的是5年后自己的地位和财产会有什么样的变化，要如何才能做得更好，可你要考虑的却是百年后自己的灵魂的问题，考虑怎么才能打造好灵魂，这可和大多数人有点不合拍了。

我觉得，在那些总是无心进取、被人说成是懒虫的人里，是不是会有这样的人存在呢？或许，他们多少了解了一些需要雕琢、维护自己灵魂的道理，但又缺乏清晰的认识，因此才会觉得周围的人们为了现世的一切拼死努力实在是太过愚钝。他们更不会知道自己到底应该做什么、怎么做才更好。他们难道不是这么一种状态吗？

也许他们真的是在一门心思地努力雕琢自己的灵魂吧，只不过我们这些凡人看不出来罢了。这样一想，我们就会一下子对那些原本被认为缺乏进取心、被同事和家人所厌烦的人涌出一股敬重之情了，这真是很有意思。当然，也有完全相反的例子：有的人即便被许多人所崇拜，可他在灵魂上可能欠着一大笔账呢！

也许你会问：到底该怎么做呢？不过话说回来，灵魂这种东西到底存不存在都还说不准，如果非要二者择其一的话，认为没有灵魂不是更符合常理吗？因此，我没办法给出任何回答。

就连我自己也并非主张灵魂一定存在，只是觉得"认为灵魂真的存在，偶尔做点什么来雕琢一下自己的灵魂"这种想法不是也不坏吗？

[神 话 传 说]

河合先生曾写过《传说与日本人的心》《梦与传说的深层心理》《神话心理学》等著作。因为他是荣格派心理分析师，对他来讲，了解神话传说是必不可少的功课。

为什么要了解神话传说？那些不着调的神话传说跟我的现实生活有什么关系？为什么人类的各个民族、各个文化都会流传下来很多神话故事？

这或许是因为我们每个人总是生活在故事当中，不仅我们每天的生活都像是高度组织了的故事——尽管有时候你会觉得生活这故事发了疯，完全不按常理出牌——而且我们的梦更是天马行空的故事。

神话的产生可以说是人类找寻意义的结果。古代人不了解为什么会有大洪水，不了解我们人类从何而来，所以就利用神话故事为这些现象构造出意义。我们现代人在孩童时代也是一样，我们没办法理解抽象的科学是怎么解释世界的（尽管直到现在科学也没能都解释清楚），所以神话故事就成了我们认识世界的重要手段。人没办法活在没有意义的世界里，

153

我们总得追问"为什么"。

不可否认，我们每个人都曾经被神话传说影响过，而且在象征意义上，很多神话仍然能对我们现在的生活产生影响。比如哪吒"断臂剖腹，剔肠剔骨，还于父母"，比如严父李靖仍然不原谅哪吒，比如再度化身成形后的哪吒对父亲的挑战，等等，如今看起来仍然颇具现实意义，也常常被学者写成案例来分析中国人的精神特性。

源于古代的神话传说比近现代的小说更具原始性，而且它们能够代代相传，就是因为它们经受了时间的考验，和我们人生的本质问题有很大的关联。在神话传说里，包含着自古以来对那些问题的思考，所以了解神话传说，能让我们免除不少自己苦苦思索的过程，能让我们继承古人的智慧。

26 依赖是独立的支柱

〈离开亲人，你就真的独立了吗〉

作为一句直指人心的标语，"独立"二字在很长一段时间内都拥有不可撼动的地位。随着时代的变迁，标语也发生着变化，"灭私奉公"这种过去特别强势的话，现在也让人嗤之以鼻了，但"独立"的力量似乎并未消失。不过，不管是多么可贵的标语，不管它有多受欢迎，当一个人打算真正开始贯彻执行它的时候，我想，还是会遇到一些阻碍。

曾经发生过这么一件事。有一个上幼儿园的孩子不怎么说话，所以母亲就带着他来到我的咨询室。这孩子的智力并不比同年龄段的其他孩子低，可就是语言发展极为迟缓。仔细听完母亲的叙述后，我发现，母亲认为让孩子独立非常重要，所以平时刻意跟孩子保持距离，尽可能让孩子离自己远远的，夜里睡觉时也不陪孩子，让孩子一个人睡。一开始的时候，孩子还会哭，后来慢慢就不哭了，可以一个人去睡，所以亲戚们都非常佩服。

而事实上，这个孩子的独立只是表面现象而已。这种所谓的独立，只是为母亲的强势所迫，万般忍耐下不得不采取的行动，并不是发自内心的独立，因而就导致了语言障碍。我仔细向母亲说明了其中的原委。在母亲允许孩子接近自己之后，孩子就像是要把过去欠缺的部分都弥补回来似的，使劲向妈妈撒娇，通过这样的弥补，孩子的语言开始飞速进步，很快就达到了这个年龄段孩子的一般水平。

单纯地认为独立就是与依赖相对，一旦没了依赖就是实现

了独立，这真的是大错特错。独立恰恰是靠依赖的支撑才能出现的。有人认为宠孩子，孩子就会不独立。确实，如果在宠爱孩子的过程中，父母无法离开孩子，就会对孩子的独立造成阻碍。这种情况下，其实不独立的是父母，因为他们无法独立，所以对孩子的撒娇行为就没有足够强大的免疫力。倘若父母是独立的，并能允许孩子依赖，那么孩子在充分体会到依赖以后，就能够自然而然地独立起来。

不过，虽然说是独立，但也不意味着从此就彻底抛弃依赖了。没有任何人能过百分百不依赖他人的生活。独立，恐怕应该是不排斥依赖，接纳必要的依赖，并且能够自觉到自己在多大程度上依赖着，为此而心存感激。排斥依赖、急着要独立的人，他们并不是独立，而是孤立。

157

在我还没搞明白这些事的时候，我去了欧洲。那时，我自以为欧洲人比日本人要独立，所以他们的亲子关系应该要比日本淡薄。然而，等我真正去了瑞士之后才发现，如果父母和孩子是分开居住的话，他们会常常互通电话、赠送礼物，或是时不时地一起吃饭，这些都比日本人多得多，对此我感到十分不可思议。通过仔细观察，我发现，正因为他们是独立的，所以才会经常来往。换句话说，他们不会觉得与父母来往过多会破坏自己的独立。

但是在日本，要是不小心和父母多说话，就总会有一种自己的独立被威胁的感觉。或者，认为自己已经独立了，所以没必要和父母见面，没必要和父母谈话。可是，如果再仔细想想，就会觉得那并不是独立，而是孤立。确实，如果亲子间的关系太过黏糊地纠缠在一起的话，会让人觉得没办法独立。可这种情况，与其说是以依赖为支撑的独立，还不如说是双方共同沉溺在依赖中更妥当。

如此想来，在心理学的世界里也一样。不把独立和依赖当作对立面来看待，反而认为必要的依赖能够帮助独立，以这样的观点为起点的研究越来越多，真是正合我意。

在人生世界里，一眼看去仿佛是对立的，实际上共生共存、互为支持的事出乎意料地多。以这样的观点来看待自己的生存方式，就会发现，一直以来拼了命要排斥的东西，其实是极为珍贵的。我想，这样的发现会让你的生活更具厚重感。

[独 立 的 我 该 如 何 与 父 母 相 处]

背井离乡，离开父母，到其他城市打拼……独立的你，是否会觉得孤单，是否觉得自己为这种独立付出了代价，内心总是自责不安？

中国人的传统观念是"父母在，不远游"，在传统的家庭关系中，一个人即便娶妻生子，仍然要与父母同处一个屋檐下。不过，在现代社会，人终归要面临不同形式的独立。

对生养了自己的父母难以割舍、牵肠挂肚，这是自然而然的。不过，如果这种感情影响了你的生活，让你总是觉得对不起、愧疚、自责；或者一面想要逃离传统的束缚，一面又自我怀疑；或者总在说服自己应该独立，告诉自己离开父母是对的，但在午夜梦回之时却意外地梦到父母：这很难说是真正意义上的独立，或者很难说是健康的独立。

获得真正健康的独立的人，既不会因为担心自己的独立性被破坏而强制性地远离父母，也不会因为自己的独立而愧疚。换句话说，他们可以像成人对待成人那样和父母交往。就像对你的朋友，你会因为许久没有联系而感到自责，但不会因为自己没有把所有时间都献给他们而自责。对朋友——我是说真正意义上的朋友，而不是你不得不假装和他是朋友的人——你一样会常常和他们见面吃饭，互赠礼物，但这些行为并非出自你对自己愧疚的弥补，你也不会觉得那是硬着头皮不得不履行的义务。

"父母在，不远游"，断章取义地讲这话，就让"不许远游"成了绝对真理，让人在离开父母的时候，因为违背了绝对真理而产生自责之情。其实这话出自《论语》——"子曰：'父母在，不远游，游必有方。'"并不是说不能或者不许远游，而是"游必有方"。

我想，所谓游必有方，在现代社会除了指在物质上对父母的安顿之外，就是在心理上能够保持成年人之间的交往方式，既不让父母感到被抛弃，也不让自己感到愧疚，同时还能保持健康的独立性。逛商店的时候顺手给父母买件东西寄回家，不用一提到父母就心情沉重，就让他们像你的朋友一样，存在于你的圈子里，如何？

27 有想做的事，马上去做做看

〈遇上艰难的工作，憋着就能做出来吗〉

不管是谁，都曾有过想要做点什么、想要试试看的时候，然而往往很难实现。

"我很想试试，但是……"就这样，总要加上些限制条件，于是光去考虑那些条件了，想着得先解决了它们再说。时间就在这样的过程里一点一点消磨着，"想去做"的欲望也越来越淡，或许就这样一直思考着，直至生命的终点。

"想做就去做啊。"这句话说得倒是一点没错，可一到这时，人心里就总会浮现出一些"但是"，让人迟迟无法付诸行动。我想，这也刚好充分显示了人类这种生物所独有的特性。

即便是再普通不过的小事，也会出现那种"很想做，但在这之前必须先把那件事完成了"的情况。我不妨举个很小的例子。

有个人很喜欢打麻将，别人约他去打麻将，他犹豫了——"但是，我有个工作，无论如何都得在明天之前完成。"这时候，他就忍耐着，不去打自己很想打的麻将，而去做那项不得不做的工作，可是过后回想起来，当时的效率可真是够低的。他会想着这会儿那些家伙正玩得开心吧，或是想象着自己打麻将赢了的样子，总之就是没法全心投入工作。最差的情况就是，他就这样想东想西，结果工作到底还是拖到了第二天，于是心想，还不如去打麻将呢。

这种情况下，要是想打麻将的话，还是去打麻将效率更高。

162

反正不管怎样，工作都要拖到第二天去做，可因为自己想做的事已经做了，所以第二天就充满了力量，把工作做得妥妥当当。要是工作无论如何都会延误一天的话，那还不如开开心心地去打麻将更划算呢。

有人会说，这么不努力可不行，一定要优先做那些必须做的事。能够这样做的人是非常伟大的，这么做当然很了不起，对此我并不会有半点异议，只不过我们凡人很难做到这一点。哪怕说得再冠冕堂皇，可我们确实做不到，而且还有可能会因为不能做自己喜欢的事而产生抱怨。抱怨攒得太多，就有可能会把气撒在随便什么人的身上，这往往就会在不知不觉间给他人带来困扰。

因为先做了自己喜欢的事而延误了工作，这会给别人造成困扰。可是以工作优先、迁怒于别人同样也会给别人造成困扰，而后者更容易让人自以为是、理直气壮。所以，越是这样，越会造成负面影响。

还有不少人，总是嘟囔着"我想做，可是我没时间"。现代人的生活节奏极快，我们要做的事已经排起了长队。而且，通常来讲，如果从做自己喜欢的事开始，那就更加忙不过来了。

不过，你只要豁出去做你喜欢的事就会发现，原来时间是挤得出来的，这只有亲身试过才能知道。因为先做了自己喜欢的事，所以就告诉自己必须也得按部就班地做好其他事。如此一来，做事的效率就一下子提高了。

此外，还有一件事需要谨记："现代人的工作量增加了很多，更多地消耗了能量，所以会累。"这完全是我们想多了。不管工作量再怎么增加，如果是因为喜欢才做的话，能量的流动就会很顺畅，就不会觉得太累。反过来，不管在做什么工作，要是心里想着"还是应该先把喜欢的事干了"，或是"好烦啊"，心里就会出现摩擦，并为此消耗能量。在这种时候，明明没做太多工作，也会感觉很累。

　　也有不少人说"我虽然有想做的事，可已经太晚了"。想搞体育，可我年龄已经太大了；我想学点新东西，可记忆力已经不行了。他们虽然嘴上说着"事到如今已经没办法了"，可也不做点其他什么事，只是无所事事地闲晃着，要么就是太闲了跑去多管他人的闲事。看到他们这样子，我真的很想告诉他们：在唠唠叨叨发牢骚之前，你先不管三七二十一地试试看。而且，我要再重复一遍，自己想要做的事，自己喜欢做的事，归根到底是因为它们对自己有一定意义，所以着手做那些事能激发出连你自己都意想不到的潜能，甚至让你重返青春。

　　要是你觉得有什么事会让自己很来劲，可是又不会很顺利的话，那就请你不管三七二十一，先干了再说吧。不试试看，你就永远搞不明白。试了之后，就算发现行不通，那也是本该如此，没什么损失。在胡思乱想之前，先开始做吧。

[不 去 做 就 不 会 失 败 吗]

有时候我们不去做，是因为害怕失败。 在脑子里设想各种美好的蓝图，光是想象成功的场景就可以让人美得笑出声来了。可到了真要实施的时候，却往往却步，因为即使头脑里的蓝图再完美，也难免有失败的可能。

不做，就用不着去面对失败了。所以雷声大雨点小，做之前信誓旦旦，迫在眉睫了却又拿出"但是"，打退堂鼓。

如果这种情况非常严重，如果你总是一而再再而三地出现这样的行为，甚至因此而大大影响到你的生活、工作的话，恐怕就需要寻求专业的帮助，请他们陪着自己一起探索自己的内心了：为什么失败对你来说就那么可怕？为什么避免失败对你来说就那么重要？

我想说的是，遇到这种情况，不要因为害怕失败就责备自己没用、没勇气。没有搞清原因就一味地指责、批评，那即使能够获得一些效果，也肯定是短暂的。对自己如此，对别人，也如此。

有时候在探索过内心后可能发现，自己之所以那么恐惧失败，是因为"做得不好的话会被妈妈打屁股"。因为不知道自己恐惧的根源，所以一直到了二三十岁，还是会怕得不得了。一旦找到症结，连自己都会觉得好笑，因为妈妈根本已经打不过自己了。这样，问题可能就此迎刃而解，或者还需要一定的时间才能改掉自己多年的习惯。

有时或许也可以这样激励自己：去做，也许有百分之九十九的概率会失败，只有百分之一的概率能成功；可是不去做，就完全不可能成功，就等于是百分之百的失败。

28 在心智上保持自处

〈如何才能真正不孤单〉

随着人类平均寿命的提高，人们似乎都能活得更久了，不过，接踵而来的就是老了以后该怎么办这种烦恼，这似乎已经成了全人类必须共同面对的重大课题。如果活着却陷入困境，或者没完没了地受苦，那么不管能活多大年纪，我觉得都没什么太大的意思。

　　无子女的人似乎更担心养老问题；有的人即便有孩子，但孩子却因为这样那样的原因将他们送进养老院，甚至连日常的探望都不去，只是跟自己的爱人、朋友过着快乐的生活。听到这种情况，你非常生气，甚至打算打电话去挖苦他们，可孩子只会觉得又是爷爷故意打来招人讨厌的电话了，根本不会认真听。这种时候，你就会觉得"干脆不要孩子更好""有孩子反而常让人惹一肚子气"。

　　夫妻之间也是如此。上了年纪之后，有的人会觉得有另一半在真是太好了，可也有人会觉得"要是没有他就好了"。要是一个人的话，可以想干什么就干什么，倒霉的是有对方在，所以不得不有所顾虑。因为这样，两个人一见面就话里带刺，互相说些让人恼火的话。

　　这种夫妻，要是一方先过世，活着的那位以后就能精神百倍地快乐地活下去了吧？然而很多时候，活着的那位也不久于世，这样的例子并不少见。以为"要是没有他就好了"，其实对对方加倍依赖。我在前面说过，"抱怨的时候就是最好的时候"，夫妻间往往也是这样。彼此相互抱怨着，同时也是在相互依赖、相互支持着。因此，当抱怨的对象不在了，自己也就一下子泄了气，不久于人世了。

　　孑然一身、快乐生活的人也有。不过话说回来，有些人总是一边说些"一个人很自由很好""真不理解那些跟不喜欢的人也能在一起的人的心情"之类的话，一边四处寻找快乐，还会到处炫耀这种一个人的快乐。其实，这种人往往都是在**假装快乐。真正快乐的人是非常安静的，因为即使只有自己一个人，他们也能获得快乐，所以根本就没必要有事没事地去烦扰他人。**那些需要在别人面前显露自己一个人也很快乐的人，当他们真正一个人独处的时候，恐怕少不了要偷偷垂泪，那些眼泪就相当于他们张扬那种所谓的"快乐"需要缴纳的税金。当然这也是一种活法，所以我并不想讨论其好坏，只不过是没必要去羡慕他们，这是不争的事实。

169

　　独自快乐生活的人，想必在内心深处都存在着某种伴侣。当然了，这种伴侣因人而异，可能是"内心的异性"，也可能是母亲的替代，或是父亲的替代，又或者是以"另一个我"来表现。总而言之，就是一个"说话的对象"。人要是能跟别人说说自己的想法，就能足够快乐了，而且也能变得更客观。为了能够撑起一个人的生活，而且是真正意义上的快乐的生活，就必须在这种意义上实现"两个人"的共同生活。

　　即便是一个人，也要像两个人一起生活一样。为了让这样的生活更有趣一些，有的人会和玩偶一起住，还给它取个名字，回家后会和它说"我回来了哟""今天发生了这么一件事"。如果顺利的话，玩偶应该也会对他说很多有意思的事。

同样，两个人生活在一起的话，就必须以即便是一个人也能活得下去的坚强为前提，过两个人的生活。在无意识之中过于依赖对方，或是将对方抱得太紧的话，就会过分剥夺彼此的自由，让人无法忍受。这并不是说相互依赖不好，没有某种程度的相互依赖，任何人都是无法存活的，况且依赖别人、被人依赖，这本身也可以说是人生乐事之一。问题是，人有时候会在完全无意识间丧失独立的能力。即便我独自一人也能活下去——这样想的话，两个人在一起生活，相互照应，就能够找到真正的乐趣。

做同样一件事，有没有自觉，其结果会大相径庭。自己即便形单影只，是否也能当作是两个人那样活？即便是两个人，是否也能当作是独自一人那样活着？自己又能做到什么程度？关于这些问题，你心里要有数才行。

［并 肩 独 行］

很遗憾，我们每个人终归都要一个人独行。不管是多亲密的爱人，哪怕对方比你生得早，死得晚，哪怕你们真的是同年同月同日生，并且同年同月同日死，但在一段正常的关系里，任何人都不可能时时刻刻地陪伴你。就算你使用监禁的手段让对方时时刻刻和你在一起，这所谓的"在一起"也至多是物理上的。

真正的伴侣，首先是两个独立的个体。所谓独立，就是说，你没有对方也能活下去，拥有对方不过是锦上添花。恰恰因为两个人都是独立的个体，才能允许别人进入你自己的世界，和你分享同一个空间，甚至分享生命。这样的关系才是健康的关系，否则，两个人之间的关系就会充斥着依赖、反依赖、抗争、逃离、背叛等。

不过，人类又是社会动物。我们可以孤单，可以一个人独处，但是很难忍受孤独。所以，人必须寻找精神寄托。有时候，如果不能获得其他人的理解，我们会利用想象中的人来寄托心灵。虽然你可能会说，他们竟然孤独到跟想象中的人交流了，但是比起那些连这种伴侣都没发展出来，强颜欢笑，打碎牙往肚里吞的人，这样还算得上稍微健康些。

"我们都是在黑暗中并肩独行的人。"在日常生活的领域里还算容易找到伴儿，可在如同黑暗中摸索的精神世界里，我们恐怕永远需要独行，需要自己进行探索，没法用他人的经验来代替自己的探索。可与此同时，"并肩"也是非常重要的，即使在黑暗中的摸索再辛苦，感觉到周围有人和自己在一起，这就能让你备受鼓舞，继续走下去。

29 胜与负，往往只有一线之差

〈为什么矛盾的两端常常是 51 ∶ 49〉

我在工作中，经常会遇到些被生拉硬拽过来的中学生，比如那种看了心理治疗师也无济于事的厌学的孩子，或者那种一边说着不来一边又被家长、老师硬拖来的孩子。可能人们会以为，既然他们那么讨厌过来，被强行押过来所做的咨询，也就起不了什么效果吧。但事实并非都如此，这确实有点出人意料。

　　一次，有个被硬拉来的高中生，一进来就把椅子调了个方向，背对着我坐着。这种孩子倒是很容易对付，因为他们一见到我，就已经开始用"我才不会和你这家伙说话呢"的方式和我对话了。于是我也跟着他的话题说些"哎呀哎呀，你完全不打算跟我说话呢"之类的话，他就扭过头来说："那当然了！竟然干这种事儿，我爸爸真过分！"就这样，我们谈得越来越起劲。

　　在那种时候，我之所以能够保持冷静，是因为我相信所有的事基本上都是以 51 ∶ 49 的比分分出胜负的。这位高中生也一样，在"我才不会去见心理咨询师呢"这种想法的反面，也有觉得"搞不好心理咨询师这种人能够理解我的痛苦呢"的部分。"我才不会借助别人的帮助呢"这样的心情，与想要抓住一根救命稻草的心情共存。只不过在决定选择哪种心情时，这两种对立的心情间就必须决一胜负。要是"不借助别人的帮助"胜出的话，那么外在的表现就会呈现这种观点，可是与其相反的倾向在身体里依然存在。可以说，两者相较时，胜利的一方多数只不过是 51 ：49 的险胜。

虽然只是 51 ：49 这样微弱的差距，但是在多数情况下，输掉的那一方就会被深埋于无意识里。所以在我们的意识里，会认为那就像是 2 ：0 的胜利一般。在足球比赛里，2 ：0 可是完胜啊！因此，我们会在意识里强烈地坚持自己单方面的意见——但实际上不仅仅有这一种意见。

只要你能够抓住这种感觉，那么就算对方说"我才不想跟你这种人说话呢"，你也能保持绝对的冷静。只要不慌不忙地做好准备应对，以后发生什么事还不一定呢！

在来访者自愿前来咨询，并且表示"我非常想治好自己的神经症，不管老师您说什么我都会照做，我有热情能做到"的情况下，51 ：49 的理论也同样适用。这样的来访者确实是有热情的，可一旦为了克服神经症开始直面一些艰难的问题时，他们往往就会出现一些抗拒治疗的行为。在这种情况下，想要治好并且可以为此付出任何代价占了 51，而想要简简单单地被治好则占了 49。遇到这种情况，要是把问题想得太简单，觉得"这个人这么有热情，咨询一定能进行得很顺利吧"的话，就一定会失败。来访者本人多数是以 2 ：0 的意识来进行谈话的，但作为倾听的一方，我们必须尽可能地看到来访者内心最深层的事实。

我认为，人观念中的 51 ：49 越向 50 ：50 靠拢时，就越是让人难以忍耐。此时人们非得做些什么掩饰不可，比如

做出激烈的行动或明显的对抗，或是发出"高声"。我前面
说的那个高中生，就是以掉转椅子背对着我以示对抗的。如
果不用这种强势的姿态表示"我才不和你这种人说话"的话，
那么"非常想被拯救"的那部分就会忍不住浮现。

这种时候，要是被对方的行为影响做出激烈反应，比如
对那个高中生说"你给我转过来"的话，那么好不容易即将
出现的大逆转就会被阻止，变成"果然吧，这种时候怎么可
能说话呢"了。不过，有时人们真的不得不发出"高声"。
为了严谨一点，说成"不符合场合的高声"或是"不必要的
高声"似乎更妥当。总而言之，当避免了发出"不符合场合
的高声"或是"不必要的高声"时，观念发生逆转的可能性
就非常高。

所以说，胜败往往只在一念之间。最重要的是，千万不
能心急。

[孩 子 的 心 里 也 有 纠 结]

了解人类心理的规律才能更好地与人交往。不了解规律，
有时候就要吃大亏。

孩子和父母对抗的时候，表面上看起来针锋相对，水火
不容，其实很多时候，在孩子心里，"不管三七二十一，总

之必须反抗父母"与"父母的话也有点道理"也是 51 : 49
的鏖战。但是，不管心里怎么矛盾，怎么忐忑不安，表面上
也要做出毫不犹豫、毫无愧疚的样子来。

因为要为了反抗而反抗，所以在母亲说"你还没写作业啊，
先写了再玩吧"的时候立刻愤怒，表示"我就不写作业了，
我就愿意让老师批评了，你能拿我怎么样"。虽然这种时候
母亲的语气往往也是问题的原因，不过青春期的孩子常常点
火就着，偏要跟父母对着干。

其实孩子心里也有纠结，他也知道"先写了作业再玩"
没什么错，也知道不写作业被老师批评并不好受，可是因为
管不住自己，再加上偏要反抗，所以就一时冲动地说出了那
种话。反抗父母带来的快感虽然一时占了上风，可过不了多久，
不写作业会被老师批评所带来的焦虑就逐渐开始占上风。

遗憾的是，父母往往不了解孩子内心的矛盾——这种不
了解，有时是因为父母的刚愎自用，根本不屑于去理解孩
子；有时是因为父母被自己的焦虑所淹没，无暇顾及孩子
的真实情况。因为不了解孩子内心的矛盾，就在比分达到
50 : 50，甚至是"应该写作业"以 1 分领先，孩子准备偷
偷去写作业的时候，母亲沉不住气，又来唠叨孩子"怎么还

没写作业"，结果就帮"应该对抗父母"添了好几分，孩子只能很无奈地放弃写作业，不管被老师批评有多可怕，也得咬牙坚持。

30

最容易发生的是一百八十度的改变

〈为什么改变总是从一个极端到另一个极端〉

心理治疗是一项与人类的自我改变有着密切关联的职业。治愈神经症患者，制止不良少年的恶行，帮酒精依赖症患者戒酒……这些对他们个人而言都意味着改变，而我的工作就是让这些改变发生。

　　人们有时会想方设法改变自己的性格或生活方式，或者希望改变他人的行为，让他们发生变化，然而这几乎是天方夜谭。要是真能随心所欲地发生变化，每个人就都能成为了不起的伟人了。就算没到伟人的地步，至少也不会再给别人找麻烦了。但事实上，即便我们发现了自己的缺点且决心改正，有时也还是办不到，而且还有可能给别人带来困扰。

　　在陪着人们进行改变的过程中，我最先发现的，就是"最容易发生的改变，就是一百八十度的改变"。

　　酒精依赖症患者的改变就是很好的例子。长年酗酒的人突然在某一天跟酒一刀两断，正当所有人佩服得五体投地时，他又故态复萌，这就是一百八十度的改变。

　　辅导不良少年的时候也常出现这样的状况。某个被贴上不良少年标签的孩子突然间摇身一变，变成了令人惊讶的好孩子。正当周围人纷纷对他另眼相看时，这孩子却又再次发生了一百八十度的逆转，结果反而让别人更肯定了他就是个坏孩子；甚至有时，还会让人大为光火，连呼上当，说自己被这孩子给骗了。

　　姑且不论他人，就想想我们自己的生活方式。比较自己的生活方式和父亲（或母亲）的生活方式，大多数人恐怕会发现，这二者要么是惊人地相似，要么就是截然相反。这是因为，当一个人决定绝不按父母的方式生活时，往往不是在那个方向的基础上做二三十度的调整，而是进行一百八十度的改变。

如果用意象来表现这种现象，那不正像是风向标一样，因为一些微小的风力变化而骨碌碌地完全转向另一边吗？当风吹来的时候，较之逆风调整二三十度的角度，一百八十度的改变往往要轻松得多。换句话说，当某个方向出现一个力，完全逆转比发生微小变化要省力得多。

一旦你搞清楚了这个秘密，那下次再出现一百八十度的变化时，就也不至于太诧异，而是能淡定应对了。淡定的态度非常重要，那些对改变的奥妙一知半解的人，当别人发生一百八十度的变化时，他们就会摆出一副"反正也不可信"的冷漠态度。于是，好不容易出现的变化，一下子就被他们毁掉了。不管怎么说，即便是最容易出现的，这种变化也是值得欣喜的，实在不该冷漠地对待它。其实，当事人往往会拿改变后自己经历的一切与之前的状态做对比，并从中找到新的方向。所以，一百八十度的改变也是应该被珍惜的，只是别盲目欣喜若狂就好。

保持这种态度的话，即便对方再次发生逆转时，自己也不会因此而大为光火或是悲观厌弃。当行为的二次逆转发生时，当事人往往会陷入自我厌恶或是自暴自弃中，可他们会因为我们仍旧采取与过去一致的态度而得救，再一次针对自己的生活方式进行检讨。在这个时候，我们可以先告诉他们，一百八十度的改变往往更容易发生，然后不慌不忙地和他们谈谈那时的体验，商量一下接下来该怎么做。我们要多去看看，是不是有与当前风向截然相反的风存在，而改变也是在这个过程中慢慢发生的。只要不慌不忙，慢慢进行探索，就能够弄明白这点。

说起来，我想起曾经有一次，某个已经好转的来访者做完最后一次咨询时，对我说："都是靠老师您，我才发生了很大的改变。变来变去的，都变了三百六十度呢。"当然，182那位来访者是想表达自己发生了非常巨大的变化。不过我觉得，就算完全按照字面上的意思理解，也是很了不起的变化了。

["小步子" 改变]

说到改变，我们瞬间想到的，恐怕就是一百八十度的大转变。比方说你喜欢熬夜，常常超过半夜2点才睡觉。有一天你觉得这样对身体不好，第二天上班也容易没精神，于是决定改变，"我要早睡"。这种时候，你会怎么做呢？

我猜，通常在这种时候，你所选择的将是"焕然一新"

的大改变，或者叫作谁都能看得出来的变化，比如比平时提前四五个小时，10点钟不到就早早上床。

当决定"我要改变自己"的时候，大概很少有人会想到"小步子"的改变，比方说昨天是2点钟睡的觉，今天就调整到1点45分，持续若干天习惯了之后，再调整到1点30分。

"小步子"的改变仿佛冲击力不够，和自己下定的莫大的决心不相匹配，也容易被别人说"我看你不像有那么大决心啊"。

不过，你不妨问自己两个问题。其一，一丁点的改变，是不是改变？1点45分睡觉，比超过2点睡觉，是不是更健康些，是不是离早睡的目标更近一些？其二，当采用"焕然一新"的大改变时，你在多大程度上成功了，这种成功又坚持了多久呢？一时性起10点钟上床的时候，是否辗转反侧，把自己搞得更加难受，试验了几天就宣布"我放弃了，我看我是没有早睡的命"了呢？

力度足够的暂时性改变，有时会让我们尝到甜头——比如周围人的赞赏。不过，由于和自己过去的习惯实在相去甚远，所以这点甜头是远远不够维持新行为的，往往用不了多久就得宣布放弃。而真正的改变，往往是从力度不够的切实改变开始的。

　　将你的目标（比如说早睡）具体化（定义什么叫作"早睡"，几点叫作"早"，"睡"是指上床还是入睡，等等），并且根据目标的性质，将之分割成若干个具体的、层层递进的小目标（如1点45分睡觉并能保持→1点30分睡觉并能保持→1点15分睡觉并能保持……），一小步一小步地逐渐接近目标。这样，目标就不再是一个空泛的理想，你能切实地感受到自己在一步步地接近目标，切实地发现自己在逐渐发生改变。

31

在路边玩过草的人，才能体会路的味道

〈为什么玩性大的人，有时反而成就高〉

　　小时候，大人常常告诫我说"不要玩路边的野草"，他们告诉我放学后要直接回家，不要在路上四处闲逛。可对小孩子来说，没有比路边的野草更有意思的了。看见漂亮的落叶就捡来和朋友比试一下，蹲在蚂蚁窝旁观察忙碌的蚂蚁，还有最有意思的抄近道。大人们觉得所谓抄近道不过是绕路的闲逛而已，可小孩子却总是想方设法地找到"近道"，钻进谁家的后院，或是踩到田里惹怒大人后四处逃跑，那可真是惊险刺激，趣味无穷。

　　如今回过头来再去想，我觉得，正是因为这样绕路去玩野草，孩子才有机会充分感受到放学路上的乐趣。那些放了学就规规矩矩回家的孩子，不管是学习还是工作，一定都是一丝不苟。当然了，他们也很了不起，但他们却根本无法领略到路的趣味。

　　有位爱好广泛的杰出企业家，他极富人情味，非常受人尊敬。在跟他谈话的时候，我问他为什么能生活得如此丰富多彩，他的回答是——这都是托了结核的福。

　　他在学生时代得了结核病，这种病在当时还没有明确的治疗方法，只能静养。结核这种病完全不会影响人的意识活动，所以那个时候的他深知其他年轻人都在努力地运动、勤奋地做学问，自己却只能静养，这令他痛苦极了。青年时期是最为重要的时期，可我却荒废掉了——这种想法实在令他痛苦不堪。

不过，等事业有成后再回想，他发现结核病这一"路边草"也并非让人荒废时间的刽子手——自己非但没有荒废时间，反而获益良多。那时所经历的一切，在今天看来都有着非比寻常的意义。体会过落后于别人的懊悔，体会过所有人都能做到的事情自己却做不到的那种辛酸，陷入过生与死的苦恼……这些对他后来的人生都起到了重要的作用。

如果说人生是一条路，那么那些只想着尽早到达目的地而无视沿路风景的人，就无法体会到这条路的真谛。就拿高考来说，因为很难，所以考生就被禁止玩"路边草"，非得一门心思朝着考上大学这个目标全力猛冲。可实际上，要是看看那些已经进入大学校门的学生，我们就能看出来，那些在入学后崭露头角的，其实都是些没少在备考期间偷玩"路边草"的人。也许有人会质疑，真会有这种事吗？其实，这正是人类的有趣之处。因为玩"路边草"占了太多时间，所以他们就会有危机感，因此发愤学习。如此一来，成绩反倒远远超过别人了。

我会想到这些，其实是机缘巧合下重读了夏目漱石先生的《道草》①。大概很多人都读过这本书，知道故事的梗概。男主人公经常会因为与妻子意见不合而生气窝火。偏偏在这种时候，过去照顾过自己的养父跑来找他要钱。他虽然明知

---

① 本书是夏目漱石以撰写《我是猫》时的自身经历为蓝本创作的自传体小说。道草即指路边草。——译者注

道跟这种人早没瓜葛了，可却还是放不下，心里骂着讨厌，但依然和对方牵连不断。妻子觉得，只要彻底跟对方划清界限就好了。男主人公自己也觉得妻子的观点是对的，但还是与对方藕断丝连，麻烦不断。

这是任何家庭都可能会出现的琐事，人们甚至觉得这只是漱石的轻描淡写罢了。男主人公是一位学者，要做的工作堆积如山，却为这种日常琐碎的 "路边草" 无端耗费了不少时间。

在读这本《道草》的时候，我总会产生一种有双高高在上的眼睛正在静静俯瞰着那些现实，毫不畏缩地看着这一切的感觉。那双眼已然超越了到底男主人公是对的还是妻子是对的之类的判断，而只是就那样看着。感觉到这么一双眼的存在以后，我才开始明白，原来《道草》中所描写的日常生活中的这些所谓琐事，其实恰恰正是道路本身的味道。

虽说通过路边草才能体会到路的味道，可也必须具备品味的能力才行。所以，即便达不到漱石先生的《道草》的程度，也必须拥有俯瞰世界的能力。

[儿 童 的 游 戏]

大概多数新派的家长愿意承认玩对孩子有很重要的作用。

然而，遗憾的是，有些家长只认可符合自己想法和目标的玩法，认为孩子必须玩得"有价值"才行。

家长的钱似乎是最好赚的，只要说某某游戏可以开发智力、培育心灵，家长就忙不迭地挤着去交钱。可路边不花钱的野草呢，却不允许孩子玩。

在这样的指导思想之下，玩变成了任务：现在到了玩的时间了，所以现在必须玩；一共要玩 120 分钟，你必须好好地玩，一分钟也不能偷懒地玩（一分钟多少钱呢）；一定要玩出意义，最好在玩完之后的回家路上，还要总结今天玩的经验与教训，总结中心思想……

然而玩——儿童的游戏——它的一个突出的特点就是自发性。儿童在自发的游戏中才能体会到更多的乐趣。而游戏如果被强制性地塑造成了任务，只有家长觉得有意义的才可以玩，觉得没有意义的不能玩，就很难说还有多少乐趣，孩子也就更提不起兴趣去探索世界——学习。

其实说到意义，可以说，任何儿童自发的游戏都是有极深远的意义和价值的。它能够激发儿童探索世界的兴趣，这可是家长们费尽心思想要培养的学习兴趣；它能够让儿童心情愉悦，高兴了，饭都可以多吃几碗，被叫干别的事也更愿意答应了；在玩的时候会碰到各种各样的问题，孩子需要想办法解决，比如说捡一根木头削尖了用来挖洞，这不仅能够提高孩子的动手能力，还能提高孩子的思维能力；在玩的时候也会和小伙伴之间发生很多人际关系的问题，比如遇到矛盾怎么处理，是大哭一场还是打一架，是猜拳还是轮流坐庄，孩子们完全可以从中学会怎么和别人交往。

重要的是，这里的很多价值必须靠孩子们自己独立地解决问题才能实现。例如孩子之间发生的矛盾，这在家长盯着的时候可能很难出现；即便出现了，家长也会因为过早、过度反应，剥夺了孩子自我思考、自我处理的可能。

32 本性会在危急关头暴露无遗

〈你真的了解自己的本性吗〉

人真的是有一些与生俱来的本性。有的人，明明只要他说一句"对不起"，事情就能圆满地解决，而他自己也知道说这句话并不会让他有多丢脸，但他就是说不出口。在该说"对不起"的时候就是张不开嘴，连他自己都知道因为这个吃了不少亏，但就是改不了。

明明知道甚至还眼睁睁地看着自己吃亏，但依然难改陋习——这就是本性的特点。 任何人回过头去想想，都能发现自己身上确实存在类似的本性。有人会说"连我自己都讨厌自己了"；也有人嘴上什么都不说，心里却想着"啊！又犯老毛病了"，觉得自己一无是处。

不过我觉得，只要自身肯努力，缺点还是能略有改善的。

有的人总是关键时刻掉链子，这就是他的本性。这种人并非任何时候都喜欢往后退，只是到了关键时刻，他就会躲到大家的身后。当其他人争先恐后地挺身而出时，他反而退后了。而且，事后就连他自己也会觉得惋惜，或是觉得吃了亏，但在当时他就是会如同条件反射一般地撤退。

因为对这种事实在是太有切身体会了，所以他打算改变自己，就一次次地和自己说"不要退缩"。等到下一次关键时刻想后退时，他就刻意用力向前推自己一把。起初当然并不顺利，可通过他竭尽全力的努力，情况有了极大改善。虽然在他的内心深处还会出现瞬间的纠结，可旁人已经看不出来他是那个躲闪退缩的人了，甚至还有人评价他是一个"一到了关键时刻就会积极地采取行动"的人。

不过，这个人通过下将棋，发现自己"一到关键时刻就后退"的本性完全没有改变。虽然在日常生活中，他已经能够较好地纠正自己的这种本性了，可到了兴趣爱好这个世界里，却与之前如出一辙。他悲观极了，觉得自己一直以来的努力都只不过能混一时，混不了一世。

但是，他决定要继续努力。即便是下将棋的时候，他也以在关键时刻绝不后退为信条。如此一来，在兴趣爱好的世界里，他的努力似乎也收到了极大的回报。

这时候，他的公司爆发了严重的危机，陷入了谁也不知道该相信谁的地步，每个人都只能按照自己的判断胡乱行事。原本以为很值得信赖的人，此时才发现根本不值得信任，或是意外发现有些平时不怎么样的人极为可靠。等到危机平息，自己也觉得安定下来时，再回过头来想想当时的情景，他发现，自己之所以能成功避开危机，恰恰是因为在关键时刻采取了退避一步的办法。那些在关键时刻挺身而出的人，反倒都失败了。

不过，我们也不能就此论断说哪种方法更好，哪种方法更正确，只不过对那个人来说，似乎有属于他自己的最好的方法。不管怎么说，我觉得，危急关头，人的本性往往会暴露无遗。

危急时人会露出本性，这种说法大概不会错。那些平日里刻意让人感觉十分坚强的人，往往会在关键时刻露出软弱的本性。当然，有的人会有截然相反的情况。不过，在对别人说长道短之前，倒不如先审视自己，看看自己的本性到底是什么为好。

也许有人会说，像前面例子里的那个人，他也是很早以前就知道自己的本性了，而且还试着做了相反的努力，可结果不照样毫无意义吗？我并不认同这样的看法。哪怕人没办法改变自己的本性，可是通过改变性的尝试，也可以更好地适应现实。尽管到了关键时刻还是会本能地流露本性，但人会因为受过锻炼而得到裨益，或是在某种情况下做出一些超越本性的事——这也着实令人期待。

人的本性几乎是不会改变的。不过即便如此，我们还是能够通过努力做些弥补和完善，并从中获得别样的快乐。

[人 的 气 质]

从心理学的角度来说，人的秉性、性情被叫作气质，这跟我们日常生活中所说的"气质美人"之类的气质、风度可不一样，指的是心理活动的强度、速度、灵活性、稳定性等方面的特征。气质是由神经系统活动过程的特性制约的，一般说来主要是先天形成的，虽然也可能发生一些变化，但总的来说，在一生中都很稳定。就算因为生活条件很恶劣，或是因为重大的生活事件，气质发生了变化，这种变化也很缓慢（如果一个人的脾气秉性迅速发生大改变，那就要考虑患上精神疾病的可能性了），而且当遇到适宜的条件的时候还可以恢复原来的样子。所谓"江山易改，本性难移"，说的就是这回事了。

人恐怕打从一生下来就有了自己特有的秉性。研究发现，人在婴儿时期就会表现出不同的气质类型，这些差别会通过吃东西、睡觉有没有规律，是安静还是活泼，是经常高兴还是经常哭闹等表现出来。

成年人虽然经过社会的磨炼，可以在一定程度上控制自己的表现，运用一些技巧和他人交往，适应日常生活的新变化，可骨子里的本性会一直跟着自己。比如说，有的人精力旺盛，豪爽热情，但脾气可能有点火爆；有的人活泼好动，行动敏捷，但容易分神，耐性不足；有的人踏实认真，心境平和，但好像少了点激情；有的人非常敏锐，能注意到别人注意不到的细节，但多疑寡欢。

了解了自己的本性，就能在一定程度上控制自己的行为，扬长避短。不过，人的本性没有好坏之分，它总有两面性，你以为是缺点的地方，换个角度看，就能变成优点。爱哭闹，脾气又臭，总喜欢生气又不容易安抚的婴儿，会让你觉得要面临生存的困境了吧？可是别忘了，"会哭的孩子有奶吃"，据说，在非洲闹饥荒的部落里，最后活下来的，多数是这种爱发脾气的孩子呢。

33 勇气也有软硬之分

〈什么才是真正的勇气〉

近些年来，勇气这个词似乎已经退到了潮流之外。年轻女人在心中描绘理想男人的特征时，"温柔体贴"已经成了第一位，而那些所谓"有勇气"的男人，已经不太有魅力了。不过，仔细想来，人们要是"温柔体贴"的话，也必须有勇气才行。不理解这个道理的人，也许此时正因此而深深困惑着。

一个50多岁的男人曾说过这样一番话："过去，自己的整颗心几乎全被工作占据，无暇顾及家庭。不过后来有一次，孩子出了点问题，开始时我光是单方面地指责孩子的错，可情况突然间起了大的逆转，孩子说是爸爸活得太自私，而妻子似乎也认同孩子的观点。"

孩子就像是根导火索，这个男人因此发觉，在思考孩子的问题的同时也很有必要重新思考父母的问题，也就是说，要重新思考夫妻关系的问题。这么一反省，他发现一直以来，自己对妻子付出的种种辛劳都是不屑一顾的，甚至觉得这些都是理所当然的。他觉得自己应该要发自内心地说出感谢。可是，即便是觉得应该说谢谢，可话到嘴边却怎么都说不出口，无法说出"谢谢"或是"你为我做了很多啊"之类的话。

说到这里，这个男人不禁感慨地说："想开门见山地跟自己的妻子说声谢谢，还真是需要勇气啊。"在这种时刻使用"勇气"这个词，会让人觉得好像有点奇怪，但仔细想一想就会觉得，在这种情况下用"勇气"，是再恰当不过的了。

所谓勇气，是在面对让自己恐惧、害怕的东西时所用到的字眼。最容易理解的，是在战争时，尽管有丧命之虞，却仍然向前冲锋。不过，这种冲劲或许只是勇气的硬件而已。将一个劲儿地向前冲然后迅速求死这样的行为称为有"勇气"的表现，对此我持保留意见，因为这样的行为只能体现出硬件（外在），而并没有开发出勇气的软件（内在）。

不过，我估计有人会说："只不过是跟妻子道个谢，需要什么勇气啊？"这恐怕会因为人们所处的地域文化不同而有所差异。比如对美国人来说，这种事就是家常便饭。可是对于一个完全以传统观念活着的日本男人来说，要他向女人道谢，这是会让他的人生观解体的。换句话说，也就是向妻子道谢伴随着面对死亡的恐惧，所以当然需要勇气。

那么，用于解决问题的软件又是什么呢？

首先，认识到做这类事情需要勇气，这本身恐怕就是开发软件的第一步。一件不得不做的蠢事，与一件勇气十足的事，做起来的态度会完全不同。从表面看来，人们也许会觉得很容易，但要说起内心的冲突，那可是非常可怕的。因为这并不单纯是向妻子道谢那么简单，而是一件会令自己一直以来秉承的人生观和世界观发生改变的事。此时，就需要开发新的内心系统，也就是说，需要软件了。

那些羞于正面对妻子道谢的人，也许会告诉孩子："我觉得你妈妈也为咱们做了很多啊。"或者在有第三者在场时，借着跟他说话的机会间接地和妻子对话。因为日本的夫妻很不擅长两个人对话，所以就得多下点这样的功夫。能够想出来这些办法，应该也可以说是一种开发软件的办法吧。

不过，就算必须采取这样的办法，也不应该将其当成一种逃避的手段。说到底，这些也只不过是在对决时用来支撑勇气的手段，否则，那些粗糙的伎俩很快就会被识破。

没有勇气做支撑的温柔体贴，必定会越来越接近软弱。因此，有些自以为很坚强的大男人，会以温柔体贴为耻。不过，从上面所讲的内容来看，温柔体贴也是需要勇气的；或者说，勇气也有软件和硬件两面。不同时具备这两面的勇气，我觉得把它降格到怒气还差不多。

［一种叫"勇气"的软件］

电脑的硬件是设备，是基础；软件是应用，是方法。勇气的软硬件恐怕是指，既要有内心中的勇敢这样的品质，也需要一些方式方法才能更好地将它展现出来。就像电脑买回来光有硬件无法工作，必须装软件，还要定时维护，更新软件，让电脑硬件能够最大限度地发挥自己的功效。

从前有个村子，村后山上常常有猛兽出没，咬伤了不少村民。于是村子里招募最勇敢的人来对付猛兽。勇者Ａ年轻气盛，勇敢直接体现在他的行动力上，所以他不会瞻前顾后，一听说这件事，立刻提了手边的柴刀冲上山去——"管他的，豁出去干了再说！"

勇者 B 先走访了村民，研究了猛兽出没的规律，通过村民的描述预先猜测那是什么样的一种猛兽，制造捕兽的工具等，"磨蹭"了足有 5 天。5 天里，村民都等得不耐烦了，有的人对勇者 B 说，差不多就可以了吧，上次那个勇者一分钟不到就冲出去了；还有人在背后风言风语，说这个勇者搞不好其实是个胆小鬼。勇者 B 都不为所动，直到自己准备充分了才上山。

这当然只是我编的故事。不过在我看来，这两位勇者都是真正勇敢的人：A 能够把生死置之度外，毫无疑问很勇敢；而 B 也并不逊色，因为不管做多少准备，单枪匹马地上山去面对猛兽，还是非常危险的。不同的是，勇者 A 大概只拥有了硬件，勇者 B 就装上了不少软件。我无法确定这故事的结局。也许 A 冲上山，绕了一天一夜也没碰到什么猛兽——猛兽也不见得 24 小时值班的；或许他遇到了猛兽，凭着一股气，生生打死了猛兽，或者他也被猛兽咬伤。搞不好 B 也对猛兽判断错误，没抓到它。但是看起来，A 的做法似乎更加危险，即便这次成功了，以后如果永远这样，也未必能运气好到次次成功。所以，A大概需要装上相关软件，而B也需要时时调整、更新软件才行。

我编的故事里说勇者A年轻气盛，当然并不是说年轻人一定会这样，或者，一定只有年轻人才会这样，只是因为青春期的人常常有这类"还没配备好勇气的软件"的表现。青春期的时候，我们往往觉得自己是独一无二、无所不能的，倒霉的事绝不会发生在自己身上，而且就算发生了，自己也肯定能处理得来。这种青春期的特点叫作"个人神话"。这种特点的好处是能够帮助提升人的自尊、自信水平，不过，这也是青春期的人容易做出冲动、冒险行为的重要原因。

软件装得少的新电脑肯定也有新电脑的好处；老电脑塞了乱七八糟的文件，装了许许多多有用没用的软件，肯定运行速度会变慢，搞不好软件之间还会出现冲突，把电脑本身弄出毛病来。不过一台电脑，不装任何软件也是没用处的。**适当地开发自己的软件；在还没能开发出自己的软件的时候，先去买来别人的软件装上；选择最适合自己的软件；适时地清理、更新软件：这些都是我们对自己这台电脑的维护。**

勇者B还有一个特点：不管别人如何催促自己，即使别人讽刺自己没用，他仍然能够按部就班地贯彻自己的想法。

其实，这才恰恰需要很大的勇气。林语堂先生曾在《我的愿望》中说："我要有能做我自己的自由，和敢做我自己的胆量。"敢做我自己——这当然得先建立起一个稳固的我自己——即使别人怀疑自己也毫不动摇，不需要为了向别人证明自己而行动，这也许需要比上山打猛兽更大的勇气。

34 谎话说多了也能成真

〈朝人生目标冲的时候，其实也可以高喊口号〉

过去的修身课①教科书里有这么个故事：有个孩子撒谎说"狼来了"，村民都飞身赶去救他，结果发现他撒谎，就愤怒地走了。孩子觉得好玩极了，就接连又说了几次同样的谎话。看到大人们慌张的样子，他开心得手舞足蹈。然而某一天，狼真的来了，这孩子又大叫"狼来了"，可村里人谁也不来救他了。

既然是好不容易从课堂上学来的东西，那就拿来用用吧。于是，有个孩子大叫"掉了一百万日元"，大人们为了在钱被人捡光之前捡到手，就飞奔出来，结果却发现是谎话，因而失望而去。那个孩子时不时地反复来上这么一出，以消遣大人为乐。然而某一天，真的有一百万日元掉了，孩子再大叫"掉了一百万日元"，可"村里人谁也不来捡了"。

虽然说这种话免不了被人骂说"开玩笑也得歇一歇"，但我还是稍微说点"认真"的吧——这个也该歇歇了。总之，谎言似乎真的拥有令人意外的催生出真实的力量。掉了一百万日元之类的事，或许很少出现，可比如"我今年一定要写一本书"之类的，这样的谎言一直说下去，有的人就会认真起来，觉得再骗下去不好意思，因此就会做些努力，而所说的话也就在努力中慢慢成真了。

说谎实在是有愧于他人，所以有些人一直以来都是谨言

206

① 修身课为二战前日本小学的课程之一。战后日本进行教育改革，学制、科目发生许多变化，修身课相当于思想品德课。——译者注

慎行。即便是真的觉得有能力做好某件事，可仍然担心一不留神做不到而令说出来的话变成谎言，于是干脆就说不知道能不能做成。久而久之，真的如自己所说，事情很难做成了。这不禁让人觉得，甭管是不是谎话，当初还不如把目标大声喊出来。

不过，要想在真实出现之前一直撒谎，可不是那么简单的事情。就像我们读了教科书就能明白的一样，只撒一次谎可不行，在变成真实之前，必须重复相当多次的谎言才行。虽说这也挺有意思的，可有时，别人会因为你说谎而愤怒，而且会有人说"再也不相信你了"。要想忍受着这些痛苦继续说谎，恐怕得需要相当大的忍耐力和勇气才行。或许真的需要有这么顽强的毅力，才能让谎言成真。要一直说谎，可是非常辛苦的。

有时候，我们会担心真实的事一旦说出口就无法成功，这有点可怕，所以就不愿意轻易说出口。比方说职业棒球联赛中在马上要夺冠时，要是一不小心把"冠军"二字说出来，就总觉得到手的冠军要溜掉，要么就会让人松懈下来，所以教练此时会说"我们还完全没考虑拿冠军的问题呢"，其实，他心里早就在想着夺冠呢！这种时候，教练满脑子想的都是"我们要夺冠了哟""拿冠军给你们看"之类的，可却说了"完全没想过夺冠"的谎，真是煞费苦心。

这样的情况在现实生活中不胜枚举，所以还是别跟"从谎言中生出真实"中的"谎言"混为一谈为好。不过，心里想的是真实的事，嘴上却要一直说谎，考虑到谎言和真实的相关性，实在有趣极了。

能够让谎话成真的另一种情况，应该就是夸赞别人吧。比如说，尽管你也知道那是谎话，但还是对着某个人不停地说"你真是个勤快的人""我非常佩服你的诚实"等，久而久之，所说的谎言真能变成事实——觉得我是信口雌黄的人，不妨去试试。不过，这里的"不停地说谎"和我前面所举的例子一样，都非常难。就算说了两三次"你真是个勤快的人"，可看到了那个人的懒散之后，还能坚持继续那么说，真是挺困难的。虽然撒这种谎自己并没有什么损失，说一说应该也无所谓，但其实是很难说出口的。

虽然谎话说多了能成真，可人类这种生物却令人意外地不擅长反复说谎。所以，不管是夸赞他人也好，说自己想要做的事也好，必须在谎言里包含一丝真实的味道。要怎样才能找出这种真实的味道来，恐怕就是关键所在了。

[皮 格 马 利 翁 效 应]

皮格马利翁效应或许是心理学史上最著名的"从谎言中生出真实"的例子。

皮格马利翁是古希腊神话里的塞浦路斯国王，他个性有点孤僻，喜欢独处，看不上凡间的女子，发誓一辈子都不结婚。他非常善于雕刻，花费了巨大的热情与精力，用象牙雕了一座美女像，并深深地爱上了自己的作品。他给自己的作品起了名字，像对待真人一样对待她，和她说话，给她穿漂亮衣服，戴华贵的首饰，并且向神明祈愿，希望她能成为自己的妻子。最后，就连爱神阿芙洛狄忒（也就是罗马神话中的维纳斯）都被他感动了，就让雕像变成了真正的人。

美国心理学家罗森塔尔借用了这个神话来命名自己实验得出的结论。他和同事跑到一所小学，煞有介事地说自己有一项新的测试，能够测出来哪些学生的天赋高。假模假式地给学生们进行了测验之后，他们根本就没去看测的成绩，只是用随机抽样的方法给学校提供了一份名单，说名单上的孩子们天赋都很高，未来会有很大的成就。这其实只不过是彻头彻尾的谎言而已，抽选出来的学生也并没有表现出学习成绩上的优势，但他们骗校方说这种天赋是潜在的，只是暂时还没有在学习中表现出来而已。没想到，几个月过后，名单上学生的学习成绩真的比其他学生高出了很多。

为什么在这个实验里，谎言里生出了真实呢？因为教师们心里"知道"哪些孩子是天才，所以对他们有更多期待。当他们回答出问题的时候，教师会觉得"果然聪明"，用语言和眼神向他们传递"你确实很优秀"的信息；哪怕他们没有回答出问题，恐怕教师也会觉得"没关系，我知道你行的，你只是暂时还没发现自己的优秀"。这样，教师对学生的关注就像是皮格马利翁对雕像的爱一样，影响了学生的表现。

对一个人传达积极的期待，并且口要对心——如果你自己都完全不相信自己说的话，你的行为肯定会出卖自己的内心的——这样，就能促进对方的发展。当然，反过来，如果每天都对一个人恶语相向，"你真笨死了""你真丑""我怎么生了你这么没用的孩子"——这同样可以解读为一种期待。于是，从这样的谎言里同样可以生出真实，对方也会顺应你所传递的信息，自暴自弃，成为你所"期待"的那种没用的人。

35 谎话是常备药，真相是猛药

〈不想谄媚又不想非主流，该怎么说话〉

维持人际关系是一件异常困难的事。即便是日常生活里无意的接触，我们也会顾虑别人的心情。即便是那些我们在无意识中说过做过的事，要是回过头来想想的话，也会觉得当时做得还是挺不错的。

患有精神障碍的人治愈后重回社会时，会觉得最寻常不过的待人接物都非常困难。好不容易终于找到了打工之类的机会，开始重新走进社会，可即使工作上能够完全胜任，处理起人际关系来，依然格外艰难。

比方说，别人随口问了一句"你住在哪儿啊"，这时，他心里想着必须把自己住过精神病院的事瞒住了，可一下子又编不出谎话来。或者，虽然不想故意说谎，可是没办法，只能含含糊糊地随口说出"就在××附近"，然后就想不出怎么更好地回答别人，只好沉默不语，这让人不免觉得他是个怪胎。或者，有同事穿了新衣服，大家都说着"衣服很好看"之类的客套话，可他觉得"大家全都是在撒谎"，一溜嘴就说出了"不太适合你"之类的话，搅坏了整个气氛。

通常来讲，大家都不会那么做，而是去适当合理地撒个谎，游刃有余地处理好人际关系。不过，如果总是不停地使用这种常备药般的谎言的话，也可能会出现中毒的症状。渐渐地，那些话就会变成一眼就能被看透的恭维话，加之那些话基本上都是顺嘴而出的，所以别人也就不会再信任他。或者，这个人本身到底是一种什么样的情绪变得不再可知，虽然他费尽心思地想要奉承别人，可周围的人却很不愉快。

为了避免陷入中毒症状，我们要事先做一些练习，好让自己能在关键时刻说出真话。不过，由于真相往往是一剂猛药，所以万一搞错使用方法的话，那就要捅大娄子了。**在攻击或是批评别人的时候，加入一些谎言是比较安全的，如果你不留余地地对一个人的缺点横加指责的话，就可能会造成致命伤。**我想，应该有不少人都有过因为说了不该说的实话而毁掉人际关系的经验吧。

也有些人并不了解这些危险，单纯地以为讲真话就是最好的。这种人就像是到处散播猛药和炸弹的恐怖分子，别跟他们走太近是种聪明的选择。

不要太过度地使用常备药，也不要太过度地使用猛药，这样一来，说出的话就既不是毒也不是药，就可以安全地对话了。在和欧美人交往的时候，我发现他们非常讨厌谎言，所以特别善于使用既非谎言亦非真实的表达方法。比方说，有个人在大伙儿面前唱歌，他的声线不怎么好听，音调也有点不准。这时候要是说"唱得真差劲啊"，这就是太过真实了；可要是说他唱得很好，这也实在是太露骨的谎言。即便如此，如果你能够感受到他是用心在唱的，就可以说"你是非常用心地在唱呢"，这样，就一点都不算是撒谎。

虽然不是谎言，可特意选这么个角度说话，也算是一种潜在的谎言。不过，在这一点上，应该可以说，它既不是谎言，也不是真相。平日里应该尽可能地不去使用药物，因为只有这样，药物才能在必须用的时候见效。所以我觉得，日本人也应该学习欧美人，多掌握点这种既不是谎言也不是真话的表达方法。

其实，这种事只要稍微用点心，就都可以做，所以还是及早行动为好。在所有人都还在溜须奉承的时候，你既不对此置之不理，也不扔出一颗真相的炸弹，而是适当加入其中和他们一起聊。重要的是，你只要不说谎就可以了。没有必要在不觉得有多了不起的时候说"真了不起"，也没有必要对一件根本不合适的衣服说"太合适了"。你只要仔细地观察，就能够说出一些并非谎言的好话。

不过，要是总这么干的话，那也真的没什么意思。偶尔来点谎话，然后在最关键的时刻说点真话，斟酌掌握药剂分量，这才是最重要的。反省一下自己在和人对话的时候，到底是拿着什么样的处方，这也是一件挺有意思的事吧。当然了，在所有药物里面，也难免会有毒药这种可怕的东西存在。关于它，大家还是自行思考吧。

[开 药 有 原 则]

是药三分毒，所以不管是哪种药，开给别人吃的时候，必须掌握的原则就是吃了对他的疾病有疗效，并且要清楚药物可能产生的副作用，并在出现副作用时及时处理。如果判断对方的身体可以接受，预期的副作用远小于疗效，并且可以处理副作用的话，下一剂让人大跌眼镜的猛药也无可厚非。可如果对方不需要，硬是叫对方吃的话，维生素吃多了也照样会中毒。

有关人心也是如此。**一件事当做不当做，一句话当说不当说，也应该先要评估对方的情况再做决定。**我说这样的话，是只逞自己一时之快呢，还是会对他有帮助呢？说这句话，其实我真正想要的效果，是促进他改变呢，还是通过这句话来惩罚他呢？假设这话对他有帮助，那现在是不是就是最佳时机呢？这句话，我就直愣愣地说出来，他能接受吗？还是换一种表达方式他更容易接受？这话说完之后，他有可能出现什么反应？需要有什么后续处理吗？

就像医生开药方一样，出发点不应该是自己能否从中获利，而是开出的药方对患者是否有效。与人心相关，也不能一味地只图自己活得真实，活得舒服，而不管对方的感受。当然，如果是自己的心理健康水平很差，所以无法顾及对方的感受的话，那在这种时候能够让自己舒服就已经是很不错的改变了，这种时候先自救也无妨。

听过这么一个段子。有位女士因为严重的心理问题而寻求咨询，换过几个咨询师，一直也找不到问题的原因。后来，一位自诩大师的自信满满的催眠师接待了她，第一次催眠后就找到她自己早就压抑在心底深处的一件事——小时候曾经被亲戚强奸过。这位女士因为这段自己已经"遗忘"的往事而愕然，但仍然为"大师"能够如此"神奇"地为自己找到症结而感谢不已。催眠师自己也很得意，然而没过几天就听到噩耗：因为事实太过残酷，那位女士自杀了。

这说起来只能算是道听途说的八卦段子，可仍然很让人受启发。因为没有评估对方的接受度，不了解可能出现的副作用，也没有做后续的处理，所以对对方并没有实质性的帮助，反而毒害极深。我自己也不止一次听别人说，参加了某些"心理体验"课，在当时或许会哭得稀里哗啦让自己觉得受益良多，然而过后，心里变得更不舒服了。用一个形象的比喻，这就好像你确实有个多年的老伤一直没能愈合，时不时地流出脓水。有人要给你治伤，但完全不考虑你的身体状况、你所处的环境、消毒情况等，只是拿刀子把这旧伤拉开，挤出脓，也许还能挖出断在里面的刀尖，结果做完这一切之后就戛然而止，或者只是草草贴一块创可贴，或者根本不给包扎伤口。

　　日常生活中也是一样，甚至有些真相，即便你觉得并不猛，也不能轻易说出。比方说对方向你抱怨了一大通自己父母的不是，你也觉得他的父母真是做了很多对不起他的事，于是也愤慨地批评他父母不好，结果对方却不爱听了。这时候你一定觉得很委屈：他自己明明都说父母不好了啊，我这又不是给他下猛药！可对对方来说，他们再怎么不好，那也是自己的父母，所以自己可以随便批评他们，你一个外人，凭什么这么说！

36 担忧与痛苦都是乐趣的一部分

〈你会因为怕家人担心而不告诉其实情吗〉

生活中总是离不开担忧与痛苦。孩子为了考大学每天拼命读书，到底能不能考上呢？万一志愿都落榜了可怎么办？重读一年还可以，要是重读两年可怎么办？就算只重读一年，可身体怕是也顶不住吧？诸如此类，一旦担心起来，可就没完没了了。

这种时候，就会有人连连叹气说担心得不得了。可仔细想想看，能够有个孩子，这个孩子好歹能准备考试，能为孩子能不能考上大学担心，这本身就已经相当不错了。不妨设想一下，要是没有孩子呢？要是孩子根本不考大学呢？那种时候恐怕更得着急吧。能够担心，这本身已经是幸福了。

有的人会说，"反正担心也没用，别担心了"。可是，这可不是说"别担心"就能不担心的事。是不是还可以说，在担心的同时，内心的什么地方也在享受担心的过程？因为让人担心的事总是没完没了的，在众多担心里，某个担心就能变成上天赐给自己的特别之物了——再往大里想，这不也是人生乐趣的一部分吗？

诚然，大家都希望担忧和痛苦越少越好，但正因为我们老觉得世上有那种无忧无虑的幸福的人，所以才总是自觉不幸吧？可首先来讲，这种完全没有痛苦和担心的人恐怕根本就不存在吧？而且哪怕真有这种人，他们也一定会让身边的人极度困扰，这肯定没错吧？

有这么一家人，家里有个重读了一年的考生，他开始感到迷茫，不知道到底应该考哪所大学了。想要尽可能地去好一点的大学，可要是重读两年的话，又有点受不了。话虽如此，但是一想起上一年的失败，就又开始跃跃欲试。不仅如此，因为家有考生，所以家里的人也必须适时配合，重新考虑家庭的重心和平衡。父母和孩子已然伤透了神，但是为了不让一起住的祖母跟着一块儿担心，就决定只告诉她"下一次肯定没问题"，其他具体的琐事都不说。

这是因为，上一年考试失利令祖母情绪低落，所以家人不想让祖母再跟着担心了。不过，这时候祖母出现了一些阿尔茨海默病的症状，她开始跟亲戚们说，自己被虐待了，家里人不让自己吃饱，还把自己一个人丢在家里，全家人一起去饭店里吃大餐。这些当然都不是事实，不过，姑姑们很担心，来家里看了之后，才搞清楚事情的真相。

亲戚们考虑了很多种可能，其中一种可能是：因为祖母对孙子高考的担忧被剥夺了，所以她觉得自己突然间被家人疏远了。于是，大家就试探性地一咬牙，和祖母说了许多有关孙子高考的问题。这么一来，祖母也说了不少意见，这里面当然也有啰啰唆唆的部分，大家对祖母的担忧之处也都一一做了回应。虽然有点麻烦，但是祖母的阿尔茨海默病症状确实有所缓解。

虽然说担忧和痛苦越少越好，可如果在该担心的时候被剥夺掉担心的机会的话，生存的乐趣也就跟着一起丧失了。特别

是在面对老人时，要特别考虑这种事。看起来我们是顾虑老人的心情，结果却让老人感觉自己被孩子疏远。我觉得，在导致老人患上阿尔茨海默病的多种原因中，这恐怕正是其中之一。

让老人担心，这当然是以接下来会共同分担老人的担心为前提的。我觉得，尽可能地一起吃苦，一起担心，这会为人生带来不一样的乐趣。估计任何人都不会觉得单纯地让人担惊受怕会是乐趣吧，那只不过是让人背上沉重的负担而已。还是必须共同承受重担才行。

虽说担忧与痛苦也是乐趣的一部分，可说不定身陷旋涡时会只想着挣扎，完全顾不上什么乐趣。不过，等你从这种状况中脱身而出重新回想时，就会觉得那果然还是属于乐趣的一部分。这样的经验不断积累之后，再面对担忧和痛苦，你就能比别人表现得更平和了。

[没 担 心 ， 没 未 来]

所谓担心，一定是针对未来，针对不确定的东西的。也就是说，我们之所以会担心，是因为对未来有着期望。

我们可能有各种各样的担心：担心会生病，担心和心爱的人分道扬镳，担心朋友误会自己，担心工作不顺利，担心天塌下来……担心虽然各种各样，但无论是哪一种担心，都一定是针对不确定的未来的。现在、当下、此时此刻是确定的，所以我们从来不会为当下担心（应该说，我们过去对当下担心过，因为它是过去的未来，但我们从来不用在当下对当下担心）。而对过去，我们也不会担心，而是会愤怒、后悔等。即便我们会"担心昨天的考试没考好""担心刚才说的话会让他不高兴"，表面看起来似乎担心的是"昨天""刚才"那样的过去，但其实，我们担心的内容是过去所产生的结果，这种结果或者还没产生，或者还不知道。因此，担心的仍然是未知的未来。

我说"没担心，没未来"，这话其实并不完全准确。这话的前提是，未来一定是不确定的——在通常情况下是这样的。如果未来已经被百分之百地确定，并且百分之百地不可改变，那么即便已知未来是百分之百的坏结果，我们也完全用不着担心，取而代之的可能是愤怒、痛苦，或是彻底的放弃、心死——是对待过去的那些情绪。不过，既然是百分之百的确定和不可改变，我有些怀疑这种情况是否还可以叫作未来，因为它虽然还未来临，但已经宣告了自己的来临，并产生实际的影响，我看它倒更像是人没有亲自到现场，却通过联网的电视会议控制了会场一样。

如果未来是不确定的、未知的，那么恐怕我们的担心就是无法避免的。因为既然未知、不确定，那就一定有出现坏结果的可能，哪怕它只占极小的概率。

真正的有道高僧不会担心，因为他们是真真正正地彻底活在当下的。既然完全活在当下，活在此时此刻，那就不需要为过去痛苦，也不需要为未来烦恼，因为过去和未来都已经变得没有意义了。

对我们凡人来说，强求"不必担心"，要么反倒会平添烦恼，要么就陷入对自己半放弃的境地——这都是在自我探索的过程中可能发生的，时间或长或短。因为担心中蕴含着非常积极的因素，它一定隐含着期望，隐含着未来。

37 处理家庭关系是一项大事业

〈管孩子怎么比管下属还要难〉

找我咨询的人里有很多都是因为家里的事才来的。在这些人里，有人会对我说："为了这么点无聊的小事就跑来找您咨询，真是丢人。"还有的人说，身为公司的老板，自己动动下巴就能指挥两百个员工，但对自己的儿子一点辙都没有。也有那种因为孩子不肯上学而伤透脑筋的中学老师。"别人都说我给班里的孩子们做的升学指导是最好的呢。"这样的人在社会上有着极高的认可度，但也都会因为"连一个儿子都管不了"而感到羞耻。

每每听到这样的情况，我的想法就是，人们总会误以为职业、社会工作很难，而家里的事则很简单，处理起来应该会得心应手。但我反倒认为，处理家庭关系才是更困难的工作，甚至可以这么说，现代社会，处理家庭关系已经成了超越职业和社会工作的大事业了。

为什么在现代社会中，处理家庭关系变得这么难了呢？这是因为，社会在迅速地变迁的同时还受到了外来文化的强烈冲击，所以已经不能按照传统惯例上的方法来处理了。

我来举一个非常简单的例子吧。

在我小的时候，每个月初一父亲都会点起神龛的佛灯，全家人一起行礼膜拜。通过每个月一次的重复体验，小孩子会发自内心地感受到父亲就是一家之长。在这样的传统环境下生活，想必做父亲的会很轻松吧。

虽然我说了这些，但我可不是要说"还是过去好"。即便是那样说了，也回不到过去了。

在社会急剧变化的时代，父母想要保持对孩子的优势地位可就难了。孩子的知识很快就能超过父母，他们是不会心甘情愿地按照父母规定的方式生活的。在这种情况下，"How to"式的父母教条，已经不可能行得通了。

当然，这种急剧变化的情形也会出现在职场上。不过，在职场中还存在着一些旧式的性质，变化的速度也较慢。而且在社会当中，为了维持人际关系，为了一定的礼仪和利害关系，即使要压抑自己，绝大多数情况下还是能相安无事的。但是在家里，人往往能更坦率地表达自己的情绪——应该说这正是家庭的好处吧。如此一来，不管是孩子还是父母，都会直接地表达自己的想法和情感。

家人之间的对话说起来很简单，可在我们小的时候却没有这种说法。夫妻间不靠对话，而是靠以心传心来交流（不过其实也不能说都是如此）。现在要是突然间叫夫妻这么做，应该是相当困难了。

在我们小的时候，父亲能赚到让家人吃得上饭的钱，就已经算充分完成了作为父亲的使命了。可是现在，男人也必须和家人对话。妻子比较清闲，所以能看看电视，吸收知识，做丈夫的也必须追得上她。要是细数起来，那就没完没了了。总之，说处理家庭关系是大事业，也有这些方面的原因。

可能有人会想，光是职场上那点事已经够受的了，回到家，别说是休息了，甚至还得再在家里干一番大事业，这根本不可能办得到。确实，虽然有些人拥有令人尊敬的社会地位，可在家庭这项事业上却完全偷工减料。每个人都有每个人的活法，因此不能断言是好是坏，不过，如果可能的话，职场和家庭两不误，不是会更快乐吗？要是能下定决心，多去挖挖深埋在心里的宝藏，无论是在事业上还是在家庭里，都能让你感觉更快乐。

　　说起来容易做起来难，要想这么做，首先就必须明白，处理家庭关系是一项大事业。是否有明确的觉悟，所采取的态度就会完全不同。而且，我还要再重复一次，要是能从正面投入去做事情的话，人就能开发出不可思议的新能量。

[话 语 背 后 的 意 义]

　　随着心理学的普及，越来越多的人都同意"处理家庭关系是一项大事业"了，起码在本书的读者当中，我猜绝大部分都会同意这种观点。有关家庭关系、夫妻关系、亲子关系，实在是有太多可说的内容了，这一回我们就拣家庭关系中常见的管教孩子说说。

　　在孩子不听话的时候，很多母亲都不知不觉地使用了这样一个伎俩——原谅我用了这么刻薄的一个词来引起大家的注意——她们会说："再不听话，等你爸回来，让你爸好好教育你！"

之所以说它是伎俩，是因为它会有意无意地让自己受益，让他人受损，并且对孩子的教育没有什么好的帮助。让我们来仔细分析这句话。

首先，通过这样一句话，母亲就成功地占据了弱者的身份，暗示家里的真正强权者是父亲。能够拱手让权可是很了不起的，不过聪明的读者应该能明白，虽然母亲占据了弱者的身份，可是并不一定打算真正交出实权。真正的问题在于，因为我是弱者，我管不了你，所以我不管你，让别人来管你。这样，实际上是试图推卸自己作为母亲的责任，让父亲来承担（至少这一次教育的）责任。

其次，通过"让你爸好好教育你"指出父亲的权威，它也暗示着，父亲是可怕的。父亲很可怕，不能惹火父亲，这跟吓唬孩子说"再不睡觉就会有狼来叼走你"没什么本质区别，于是，父亲就跟狼一样是可怕的，是坏人，是恶的代表。

最后，这句话还暗示着：你爸会教育你但我不会，你爸是可怕的但我不是，所以你应该乖乖听我的话，我就会更加爱你。这样，就有和父亲争夺孩子的爱的意味了。

你会不以为然，说我的分析太牵强，自己才不会和孩子的父亲争夺孩子的爱。那你不如试着更改一下上述故事的主人公，如果孩子的奶奶——你的婆婆——对孩子说："你要乖乖听奶奶的话，奶奶就买好吃的给你；要不然，你妈发现了可要打你啊！"你的心情还能够保持平静吗？

刚才我虽然说是母亲的伎俩，不过，根据具体情况的不同，这里母亲和父亲完全可以换个位置，也可以替换成其他家庭成员。怎么这么复杂？是啊，处理家庭关系可是大事业呢！

38 太过明理的父母会让孩子无所适从

〈不和孩子争吵的未必就是好父母〉

"有明理的父母，做孩子的也很为难。"一个上初中的男生这样说。这个初中男生，曾经因为偷内衣而被抓。

对于这件事，我先得做个说明。初高中生偷内衣这种事，在我们专业人士看来是非常简单的，往往一下子就能解决（如果是成年人，问题就没那么简单了）。一听说是偷内衣，往往是父母和老师先激动起来，把事情闹大，问题也都是这样产生的。因此，为了慎重起见，我要先加以说明。

那么再转回来说，这个初中生的情况也一样，当"罪行"被揭发时，班主任老师吓了一大跳。这个孩子的父母正是那种所谓的"明理的父母"，而他本人平时老老实实的，不怎么引人注意，也没出过什么岔子。这位班主任明智的地方在于，他是和父母商量之后才找的心理咨询师。这种时候，老师的态度非常重要，不是因为"你是个奇怪的家伙"所以要来找专业人士，而是以"去听听专业人士怎么说好吗"的态度带学生来咨询。

见到咨询师后，这个初中生很快就打开了话匣子，他说自己也不明白为什么会干出那种事。中间过程在此省略，不过见了几次面以后，这个在一开始看起来老实巴交，甚至有些软弱的孩子，慢慢有了自己的主张，开始会批评父母了。最后，他终于说出了我在开头说的那句话。

人在成长的时候，身体里的激素水平有时会急速上升，甚至有时会出现那种急涌而上无法抑制的冲动。这个时候，人会全力冲击他身边碰到的一切人和事，以在冲击和碰撞中确认自我的存在。父母首当其冲，会成为这个时期的孩子第一个想冲撞的壁垒。正因为有父母这块壁垒阻碍着，孩子才会感受到自己的力量是受限的，他会生气，会窝火。不过，也恰恰是通过这样的体验，孩子才能够了解什么是自我，什么是现实。

而那些所谓的"明理的父母"，是根本不懂这个道理的。当孩子的力量爆发时，他们不是站在孩子面前，成为阻挡的壁垒，而是说"孩子们会爆发，这一点我非常能理解"，这其实是他们想要回避，想要巧妙地避开与孩子之间的冲突。面前的壁垒突然消失了，这让孩子搞不懂自己到底应该一下子冲到哪儿去，搞不懂应该在哪里停下来。变得不安的孩子，为了寻觅壁垒只好暴走，除此之外无计可施。孩子们可能会成为真正的暴走族，也可能会像前面那个例子里的孩子一样，以某种方式来破坏社会规范。不过说实在的，孩子们真正想要撞上去的，其实并不是法律的壁垒，而是活生生的人。

相扑力士是通过角力练习才变强的。可如果在角力练习时，陪练员只是一个劲儿地躲闪，就是在剥夺练习者的成长机会。说到底，想要给人陪练，自己也必须有一定的实力。要想成为孩子面前的壁垒，父母自己也必须有个实打实的稳固的人生。

严格来讲，明理的父母并没什么不好，但那些装作明理的父母对孩子来说却是难以忍受的。明明做不到理解，为什么还要装出理解的样子来呢？之所以会采取这样的态度，恐怕就是因为对自己的人生没有自信，或是害怕被子女孤立吧。

性这件事有着比我们想象里更多的含义。前面提到的初中生会去偷女性的内衣，目的并不单纯，但其中的目的之一，应该就是想让总"装作理解孩子"的父母对自己说出"完全不能理解"。如果真是这样的话，就不能从成年人考虑性犯罪问题的角度考虑，而是要从我描述过的这种意义来考虑，这样才更准确。初高中生所犯下的"性犯罪"行为，很多都隐含着这种意义。

如果能够真正理解孩子，那自然是非常了不起的。不过也必须认识到，想要真正理解孩子是非常难的，可以说是几乎不可能的。与其假装自己做到了那么难的事，倒不如去思考该怎样稳扎稳打地处理好自己的人生更好。

[独 立 战 争]

与其他动物不同，人类出生后，至少有6个月的时间不能离开自己所处的位置（不会爬行之前），因此无法自己寻觅食物，无法独活，必须靠着父母（一般来讲是父母）的养育才能长大。而父母也在这许多年养育孩子的过程中，逐渐习惯了有人依赖自己，而且这种被人依赖、被人需要的感觉还很受用。

但是，作为独立个体的人，一个重要的发展任务就是脱离对父母的依赖，拥有稳固、专属的自我，达到心理上的独立。这种努力从学习走路、练习独自排便开始（可以说从生下来就有萌芽），随着成长逐步发展。在人际关系上也有明显的表现：从一开始几乎只与父母交往，到和其他的小朋友一起玩、上学、发展稳定的友谊及亲密关系。

青春期是"独立战争"中最关键的一仗。要成为真正意义上的人，要达到心理上的独立，必须从父母对自己的有形及无形的束缚、影响中摆脱出来。因此，这场战役中，与自己对决的敌人，自然也该是父母。

然而有时候，父母听到了战役即将开始的号角，因为害怕和孩子冲突，害怕站到两军阵前，就装作理解的样子，躲避战役。

具体到某个大人为什么躲避战役，那一定与他过去的经历、他的人格等有关，不能一概而论。但我们可以认为，父母躲避战役，实际上也是在躲避与孩子的分离，躲避被人依赖、被人需要的感觉的失去。因为关键的战役没打，这场战争就永远不算完，孩子无论是垂头丧气地偃旗息鼓，还是继续追在父母身后叫阵，都仍然没有脱离父母。

而孩子又会怎样呢？做好了冲锋陷阵的准备，气势汹汹地杀上阵前，结果敌人却溜走了，而且这一幕还常常重演。于是孩子要么憋到内伤，要么就带领大军随便找个目标泄怒。

"当年那个离开我就活不了的小家伙，如今要反抗我，要离开我了。"这当然会让人不舒服。可如果为了躲避这种不舒服，就用上假装理解这样的软刀子，获益的不会是孩子，只有你自己而已。

39 物质的丰裕让教养儿女更难

〈为什么有钱了，孩子却更难带了〉

我前面说过，在社会急剧变化的时候，处理家庭关系也会变得更难，其中，我特别想讲的是，由于物质的丰裕，孩子会变得更难养。我觉得对于这种事，大家几乎完全无知。

有位父亲来找我咨询："孩子不愿意学习，净看些无聊的漫画，我真愁死了。"这位父亲自己小时候很喜欢读书，有好多好多想看的书，可家里没能力买给他，所以他觉得很遗憾。于是他想着，不能再让自己的孩子也受这种苦，就陆陆续续买了好多自己觉得对孩子有益的书摆在书架上，劝孩子读，可孩子根本不屑一顾。

在我们小时候的那个年代，全日本都还很贫穷。估计有很多人也都像这位父亲一样，想过"只要能有那本书"，或是"哪怕能带我去旅游一次呢"。因为我们曾经有过"要是有那个该有多么幸福啊"这种切肤的体验，所以自然会以为给了孩子这些，他们就会感到无比幸福。但事情可没那么简单。

像前面的那位父亲，他是买了很多自己想要的书给孩子，可孩子对此是怎么看的呢？如果是孩子想要的，父亲又满足了他的话，那么孩子会很开心吧；或者，为了孩子达成愿望而付出努力，最终让孩子凭着自己的努力把想要的东西拿到手，这样或许会让他更有幸福感吧。父亲在自己小的时候，发现某个同学那里有自己想看的书，于是通过苦苦恳求，最终把书借了回来；而孩子对读书根本没兴趣，可一大堆书一下子摆在眼前，被父母摁着——恐怕这才是孩子感受到的——

阅读。二者之间到底哪个更能获得幸福感呢？父母以为自己是在为了孩子而努力，其实却是在剥夺孩子的幸福感。

虽然说心很重要，但表达内心却是很难的。就算父母对孩子说"我是发自内心地爱着你的"，也无法将这个信息全部传达到孩子那里。在物质还不丰裕的那个年代，父母还能比较容易地通过物质的给予来表达对孩子的关爱。父亲从宴会上带点点心回家，就能让孩子开心得不得了；孩子感受到父爱，或许还会因为和兄弟们分享点心而体验到分享的喜悦与艰难。可独生子女呢？即便是在他生日时给他买了无论如何也吃不完的生日蛋糕，孩子恐怕也感觉不到有多幸福吧。

然而父母总是被过去的经验所束缚，"不靠用心，而靠用钱"来养孩子，以为只要让孩子得到了充足的物质，他就会感到幸福。孩子说想要买个什么东西，虽然觉得那东西没什么用，可想着多说无益，还不如花钱打发他更简单，结果就顺着孩子的意把东西买了回来。父母并不是非常乐意买这个东西，以往孩子能察觉到，但是现在的孩子的最大特点就是不像以前的孩子那样有察言观色的能力。因为父母轻而易举就把自己想要的东西买回来了，所以他们反倒不清楚父母是不是真的爱着自己了，于是就又会说想要比之前那个更贵的东西。这样的恶性循环发展到极点，就极有可能产生家庭暴力等问题。

理解孩子想要东西的心情，虽然有足够的能力买给他，但

却不给买——要想做到这些，必须耗费相当多的心理能量。这种时候，父母以何种态度来对待孩子，恰恰就会体现父母的个性。是呵斥，是怒骂，是说服，还是巧妙地打马虎眼，用什么方法都可以。通过以符合父母个性的方式消耗心理能量，让孩子感受到父母的爱。这种时候，打算以"How to"式的教条步骤来做，或是打算模仿别人做法的人，其实是节约了自己的能量——换句话说，是吝于表达爱，孩子能轻而易举地识破这一点。

现代的父母根本不太了解在物质丰富的时候怎么来养孩子，因为过去没有这种情况。

不管是在哪个时代，对孩子来说，所谓快乐都是自己主动地想要些什么，并且靠自身的努力和忍耐获得它，这是不会改变的。随着物质的丰富，这种事很难自然而然地出现了。这一点，做父母的必须充分理解，并要想一些办法，花一些心思，否则，物质的重压恐怕会击垮孩子的心灵。

[一 位 家 长 的 来 信]

"他要的我已经全都满足他了，可他为什么还是不给我好好学习？！"

这是一位家长急切而愤怒的询问。对这样一句话，大家有什么感受？

　　首先，这话听起来更像是在做交易。我满足了你想要的，所以作为交换，你也得满足我想要的——好好学习。换句话说，我可以满足你，但这是有前提条件的。说得再直白一点，这就相当于，我对你的爱是有条件的。至少，从孩子的角度这样来解读这句话是完全合乎逻辑的。

　　"你说想要去游乐园玩，我也带你来了，这下，咱们回去该好好学习了吧？"自己的愿望得到满足的时候，孩子大概会真的非常高兴，但听到下半句的时候，就会感觉好像被突然泼了一盆冷水，好心情完全就跌入谷底了。很多家长在满足了孩子之后，都会说上这么一句多余的话——即使很多时候是小心翼翼地说出的，但也完全于事无补。家长在说的时候，也许是顺嘴溜出来的，没有多想，可只要分析一下就能够理解其中的潜台词——我已经满足了你的需求，现在，我要求得到我的报酬。

　　如果孩子感受到你的爱是有条件的，是求回报的，那么他怎么可能会开心？如果他是一个已经在一定程度上独立了的个体，他怎么会在心怀不满的情况下去取悦你呢？

　　其次，我们恐怕还得再想想看，说是"想要的全都满足了",可家长给孩子的,真的就是孩子要的东西吗？或者说,孩子要的,真的一定是那个东西本身吗？

说"想要的全都满足了"的家长,他们所指的"满足",基本上都是物质上的满足。虽然有的时候,孩子想要的确实是某个具体的东西,但有时候也并非如此。

孩子说想去游乐场玩,有时候确实是想要"在游乐场玩"本身——这也基本上是只要付出物质就能满足的；但有的时候,其实他真正想要的是"和爸爸一起在游乐场高高兴兴地玩",想要的是能够和爸爸在一起,能够被爸爸关注,被爸爸爱。于是,当你领着孩子进了游乐场,告诉孩子随便玩,自己则毫无兴致地在旁边玩手机的时候,你以为自己浪费一天时间满足了孩子的愿望,可孩子却只会失望而已。

40 长时间地说教往往收效甚微

〈为什么话说得越多越容易招人反感〉

说教原本就是没什么效果的东西。上司对下属、前辈对后辈以"说到底你……"这样的口吻指出要留意的地方，或是指出对方必须好好思考的地方，有时候，也包括"我年轻的时候啊……"这样的经验谈。总的来说，此时所说的都是些值得感激的事，或是对对方有益的事，可在效果方面却可以说是甚微。

　　说教越长，就越没效果，这一点需要特别指出。说教时间太长，被说教的一方只关心"什么时候能完啊"，而完全听不进说教的内容。而且更不可思议的是，当你觉得"终于完了"的时候，对方又会以"但是啊……"的口气开始重复说同一件事，继续拖长说教的时间。

　　多数爱说教的人也都没少听啰里啰唆的说教，也该知道说教时间拖得越长越没效果，可尽管如此，他们依然总是拖长说教的时间。这到底是为什么呢？首先，说教时所说的话不管怎么说都无疑是好话，所以说出它们的人沉浸于自我陶醉中，因此话就越说越长。自己平时的行为暂且不提，一旦说到好事，就会让人产生自己是非常优秀的人的错觉，所以就怎么也刹不住闸了。

　　此外，在说教的同时，人总是会隐隐约约地觉得自己所说的话并没能完全传达到对方心里，不会有效果，所以就要把同样的话反反复复说上好几次，势必会再三叮嘱，越说越长。很少有人在说教的时候不会把同一件事反反复复地说。

要想让说教产生效果，就必须在缩短说教时间上下功夫。你必须下定决心，只把话聚焦在自己必须说的重点上，并且不要反复说同一件事。这么一来，在被说教的一方觉得"又开始了""反正肯定要说很久"的时候，能够干干脆脆地结束，这样就会给对方留下好印象，聚焦于重点的内容就能使他们的内心受到强烈的冲击。不过这么一来，这些东西已经不能被称为说教了。换句话说，从说教越短效果就越好的角度来讲，不去进行什么说教不是更好吗？没有比那更好的了。

可话虽如此，说教却不会消失，我们也常常能听到说教。究其原因，恐怕是说教这等事，可以对说教者的精神健康起到很大的作用。从下属的角度来看，会觉得上司是在说些只顾自己感受的话，只是在摆威风而已，可上司也有上司的辛苦。在亲子之间、师生之间也是一样。上司也积攒了不少作为上司的不满，为了发泄这些不满，会对下属说教，这不正是现实状况吗？而且我前面也已经说过了，他们所说的内容是连自己都觉得值得钦佩的，因此从保持精神健康的角度来看，这是相当有效的方法。

人类的关系都是相互的，都在为他人的精神健康相互帮助。所以，如果下属也能理解这一点的话，被说教的时候就不会迫不得已勉强地听着，而是想到这是在为说教者的精神健康提供帮助，那么不就能以更体贴的心情来听他说话了吗？

也有人完全无法察觉这其中的内情，打从心眼里相信自己是因为太为下属着想才会说教的。对于这样的人，很难找到适用于他们的处方，恐怕只有对他们敬而远之了。就算我们没办法喜欢上他们，至少尊敬对方还是能做到的吧。因为不管怎么说，他们也无疑是非常优秀的人。

作为说教的一方，没什么比停止说教更好了。对于他们来说，最重要的恐怕是好好保持自己的精神健康。人一旦能够保持良好的精神状态，就不会总想着去说教别人了。

除此之外，当你想要去说教别人的时候，也可以想想看在那背后隐藏着怎样的不满。与其去说教别人，让别人为难，倒不如想想看可以做出哪些努力以解决自己的不满更好。把注意力放到这些事上，不知不觉间就会把说教别人忘得一干二净了。

246

不可能所有事都能达到一种理想状态，所以我觉得有时候也要歇口气，让自己说教一下，这样也不错吧。

［ 重 复 会 让 人 生 厌 ］

有一回，有个妈妈和我说："我们家孩子老嫌我啰唆，唠叨他，怎么办啊？"我问："那你啰唆吗？""是啰唆……一件事我得说他好几回。""那你为什么要啰唆啊？""因为说了他不听啊！"我笑了，说："那你啰唆了以后管用了吗？""不管用啊，他还是不听。""那你为什么还要唠叨他啊？""因为他不听……"那位妈妈自己也笑了。

有时候，像这样用语言整理一下自己的行为，当事人也能发现自己的行为有些好笑。

比如说，你有个非常爱吃的菜——我们就假设它是麻辣香锅好了。顿顿都给你吃麻辣香锅，就算里面的菜色稍有更换，就算吃的不是同一家馆子，口味稍有区别，可我估计用不了多久，你还是会吃腻。甚至，原本听到"麻辣香锅"四个字就胃口大开，如今听到这四个字就觉得恶心。

从我们还是个婴儿的时候，就出现了这种"习惯化"的现象。给婴儿看一张图片，开始的时候他看得津津有味；总拿同一张图片给他看来看去，久而久之他就看烦了，不想再看了。这时候，要是换一张新图片给他——学术上这叫新异刺激——他又会高兴得不得了。

所以在吃腻了麻辣香锅之后，随便给你炒一盘土豆丝，哪怕手艺不怎么高超，你大概都会觉得特别美味。

最爱吃、最喜欢的东西尚且会因为不断地重复而感到厌烦，那要是原本就反感的东西呢？难道就会因为不停地重复，从厌烦变得喜欢，从不认可变得认可了吗？我看恐怕相反。

哪怕原本对"要好好学习"并不太反感，甚至还隐隐约约地觉得有一定的道理，可妈妈不停地在自己耳朵边说着这句话，简直叫人不讨厌学习都不行了。

所以，如果你只会啰唆说教这唯一的一招，那对方早就听腻了，甚至你还没张嘴他就知道你要说什么了。这时候，要是你能忍住不张嘴，对方反倒会觉得新奇："哎哟，我妈今天怎么了，她怎么不说我了，出什么事了？她是真的生气了？别是有什么事吧？"要是你能再多学会几招新的方法，一定会让对方印象深刻，效果倍增的。

41 认清自己是谁，才能不断提升自己

〈你是否刻意回避告诉别人你是谁〉

最近，我有差不多一个月的时间在瑞士苏黎世的荣格研究所讲授日本神话。大约在 3 年前，我曾应邀在国际性的经理人大会上就日本人的宗教性作过演讲。随着世界对日本关心程度的提高，请我作关于日本的演讲或课程的也越来越多，邀请我去海外的也同样越来越多。

越来越多的日本人因为"日本人很优秀"而欣喜若狂，经常能看到有不少人一边举出日本人各方面的优良特征，一边说着"这种事想必外国人搞不懂吧"。

日本有比其他国家优越的地方，这些不可能被简单地模仿——或者说，这些已经超越了你们的理解范围了——这种说法可真让人无语。

也有一些人极为反感这种观点，他们主张自己是国际性的人。人类世界原本就该是大同的，所以不会刻意地区分日本人和外国人，不管哪个国家的人都可以一样地交往，都可以相互理解，相互帮助。

这种想法与前面的那种想法一样，恐怕都有点太过极端。如果把这种事拟人化，我想你们会更容易理解一些。比如，某个人在表述了自己比别人优秀多少之后，又对听众表示你们是无法从本质上理解这些的，或是说这些你们模仿不来——大家恐怕不太想和这种人交往吧。不过反过来，对那些总说自己和大家一样，不表现出任何的特性，只完全随大流的人，恐怕我们即便不会产生排除异己的反感，也不会特别想和他们交往吧。

即便是讲解日本人的特征，也必须在一定程度上将之与全人类的普遍的东西结合起来，用其他国家的人也能听得懂的方式来讲述。特别是不能用日语，要用其他国家的语言来讲述。使用他国语言来表现，可以让自己暂时从"日本"中撤出一步，保持一定的客观距离来看待。

让我略感欣慰的是，当我在荣格研究所的课上讲了我上述的观点后，有些人愿意找我谈一些私人的话题，这些人都有着文化差异问题或是民族同一性方面的困扰。这其中有生于南美，长于南美，自己是第三代移民的中国人。一直以来，他觉得自己是作为南美人活着的，可最近开始意识到自己内心的中国血了。也有人一直觉得自己完完全全像西方人一样地活着，可自己国家（东方）的事却出乎意料地出现在了梦里，他们不知道该如何去理解其中的意义。

上面所说的这些人都活得很国际化，从表面上看，他们都适应得很好，没有任何问题，可仔细说来，他们都因为根在哪里的问题而苦恼不已。

在我以日本人的身份讲述日本神话的时候，他们并没有将我讲的这些当作日本的事来听，而是在考虑自己怎样才能从围绕在自己身边的文化中找到自己的根，以及该如何与不同文化背景的人交往。

通过和他们的交谈，我想起来一位以前曾和我谈过话的在日韩裔①人士。那位先生把自己的日本姓改回了韩国姓，他说："越是能明确地认识到自己是韩国人，和日本人之间的交往就越容易。"这一点给我留下了十分深刻的印象。

确实，如他所言，我自己也深有体会。我也曾经因为对方是欧美人就觉得人家很了不起，对其敬而远之，不敢交往，或是一下子又瞧不上人家了。当我不再做这些多余的事之后，才开始明白，不管是欧美人还是别的哪国人，好人就是好人，坏人就是坏人。在这之后，我就能毫无压力地与之交往了。

这么想来，人类所站立的大地并非一个平面，而是一个球体，这一点实在是富有象征性。尽管每个人都在不同的地域以各自不同的方式生存着，可要是沿着每个人的根一直向下探寻直抵地球内核的话，是能在某一点交汇的。不过，这实在太理想化了，我们基本上无法探寻彼此到那么核心的地步。可即便如此，与其说什么国际化，让自己像无根的小草般摇摆不定，还不如更深刻地探究自己的根基，以寻觅与他人的交集更实际。

----

① "在日韩裔"是一个专有名词，日文原文为"在日韩国人"，多指在二战结束前来到日本，战后滞留于日本的韩国人，之后其子孙也在日本出生、居住，但国籍上仍然属于韩国籍，如需暂时离开日本，返回时需以难民身份入境。第一、二代在日韩裔由于避免歧视等问题往往改用日本姓氏，淡化本民族身份，尽可能融入日本社会。现在，这种情况已经逐渐改善，多数在日韩裔已经改回原姓。目前在日韩裔已经繁衍至第六代，他们通常重视自己的民族同一性，保有自己的社区。

[你 是 哪 里 人]

认识自己可谓是人类最终极的任务之一。我是谁？父母的女儿、丈夫的妻子、孩子的母亲、公司的职员，我的各种角色是否是整合的？我该成为什么样的人？善良的我和邪恶的我是不是同为一个人？随着社会的进步，人已经不再像以前那样，被局限于一块土地之上了，因此，我是哪里人、我的根在哪里、我在心理上到底隶属于哪个文化，这也成了每个现代人必须解决的问题。

即便没有那么"国际化"，不留洋，也不怎么和老外打交道，你仍然会面对文化认同感的问题。

20 岁不到就离开家乡，到别的城市上学、工作，甚至结婚生子，可即便你已经在那座城市生活了 20 年，即便你在那座城市生活的时间远超过在家乡的时间，你就能够清晰坚定地认同自己是那座城市的人了吗？当别人问你是哪里人的时候，你有没有彷徨过？你有没有虽然很快说出答案，但感觉到一些小尴尬，或者言辞闪烁？或者，你故意要斩钉截铁地宣告你是那座城市的人，生怕自己会动摇？在午夜梦回的时候，你又拿哪里当作家乡？

这些问题如果不解决，即便你说自己已经认识了自己，那种认识也是不完整的。

不管你认同自己是"故乡人"，还是"新地人"，这本身并不重要。重要的是，你能发自内心地、真正地认同，真正有了归属感，并且这种认同感不会因为别人说了什么、做了什么而动摇。这时候，你才能客观、心平气和地对待"你是哪里人"这样的问题，不因此而烦恼。

一有人说自己文化或地域的"坏话"，就点火就着般地高声维护的人，其实并没有建立起真正的认同感。因为，如果不全力维护自己的文化，不否认自己的文化有缺陷的话，就会让他们产生动摇，所以必须大声地努力维护，不让自己看到有缺点的一面，让自己没机会对文化认同产生怀疑。

真正建立了高度认同感的人，反倒可以客观地看待自身文化的不足（甚至敢于调侃），所以才能更好地和他人交往。

42

事情会因人的不同而呈现不同的价值

〈世上真有『命中注定』吗〉

日本人都很喜欢贝多芬的《命运交响曲》。即使是对古典音乐没兴趣的人，一听到"当，当，当，当"也会觉得"这是《命运》吧"。可是同样一首《命运交响曲》，柏林爱乐乐团的演奏，与日本交响乐团或是与大学生交响乐团的演奏相比，价值可是千差万别。前者一万日元的门票都会转瞬之间售罄，而后者的话就算是把两千日元的门票硬塞给别人都非常难。可它们都同样是《命运》啊！

也许你们想问我到底想要说什么。这一次我想说的是，假使人类的命运已经被规定好了，即便如此，每个人的生存方式不同，也会造就完全不同的人生。

到底有没有命运，这种事即便想讨论也无从开始，因为我们根本不可能知道真相。重要的是你采纳哪一种观点。我自己是更偏爱有命运这种观点。不过，就算我们的人生已经被写好这样的乐谱了，可如何来演奏是我们个人的自由。我认为，我们做不同的演奏，价值也会完全不一样。

国外有这么一个故事。有对同卵双胞胎，其中一个成了大主教，另一个则当了大盗。通过调查，人们发现两个人都是在年轻时离开家。其中一个因为肚子饿去偷东西，被盗贼发现了，就加入了他们的团伙，后来在团伙里崭露头角，成了大盗。另一个人也去行窃了，结果他去的是个教堂，被那里的神父教诲了一番，于是洗心革面，最后成了大主教。

虽然说是命运，可也不是说命中注定就要当大主教，或是命中注定就要当大盗。命运就像是贝多芬的"当，当，当，当"一样，是难以言喻的。要怎样去歌唱"动机"这样的东西，由每一个人自己来决定。

就算是前面说过的大主教和大盗，也许，后来主教会利用自己的地位过上穷奢极侈的生活；而大盗也说不定会痛改前非，以后过起了贫穷而像圣人般的日子。就算是看起来很相似的命运，其价值也可能会有非常大的差异。

已故德国大指挥家富尔特文格勒①所指挥的《命运》，享有盛誉。富尔特文格勒曾经来过日本，为日本交响乐团做指挥，可我们的乐团团员却伤透了脑筋。因为富尔特文格勒在《命运》开始之前，要来来回回地使劲转动他的双手，大约要转上5分钟，才会给出个"开始"的信号来。因为他虽说是个指挥家，可即使是哲学家见到他都要相形见绌。他属于那种"从路边的一棵杂草中都能看出深意"的人，他对《命运》的理解也如深渊一般深刻，所以我们的乐手会觉得要看出他的开始信号非常困难。因此，即便已经到了上舞台彩排的时候，一开始的"当，当，当，当"还是奏不齐。

无奈之下，乐团经纪人只好打了国际长途，问德国那边的乐手怎么解决这个问题。德国乐手告诉他说："不用想得太多，富尔特文格勒会有两手在头顶上交叉的那么一瞬间，

---

① 威廉·富尔特文格勒（1886—1954），德国指挥家、作曲家，最擅长演绎贝多芬和瓦格纳的作品，他指挥的录音很多被评为最佳录音。——译者注

从那个时候默数'一，二，三'，然后开始'当，当，当，当'就行了。"经纪人听了大喜，就向日本的乐手传达，可能是因为他太过兴奋了，把"一，二，三"按照日本人的习惯，传达成了"一，二，咧三"。

于是，在音乐会正式开始的时候，因为默数了"一，二，咧三"，所以乐手们的开场十分整齐，只不过和富尔特文格勒的指挥差了半拍。这个问题被经纪人发现了，他开始为事情该如何收场而局促不安。

演出结束后，富尔特文格勒带着不悦的表情回到了后台，此时经纪人已经做好了被臭骂一顿的思想准备。不过，大指挥家沉默了一阵，然后说："在这个国家，《命运》慢了半拍敲门，这是怎么回事呢？"之后就陷入了深深的思考。

可能是苦夏难耐，所以我在这里给大家讲了这么个不知真伪的故事。重要的是，我想强调，即便是真的有命运，在不同的理解下也会产生完全不同的结果。而且，即便理解方式有误，只要能认真地去做，也会出现一些有趣的结果。

与其叹息着命运，打算鲁莽地想办法去改变它，还不如想想，要用什么样的方式来歌唱它。这样做才是上策。

[你 是 命 运 的 拥 趸 吗]

"你是 ×× 星座（血型、属相）的？哦，所以你才⋯⋯的！"不管在哪个时代，星座控、血型控、属相控都很有市场。那么，真的有命运吗？可能会有好几个婴儿同时在一家医院里诞生，如果他们血型也相同，那他们就会有完全相同的命运吗？对此我不敢断言，因为秉持科学的态度，我必须对自己不知道的事情老老实实地承认"我不知道"，而不是说"因为我不知道所以它不可能是真的"。而且，对于与人心有关的工作来说，重要的并不是命运到底是否客观存在，而是有那么多人愿意相信它存在这一事实。

259

"控"星座（当然别的也如是，因为说起来太麻烦，我就只说星座好了）可以让我们快速地和其他人建立亲近感："你是 ×× 座的？我也是！"如此简单的一句话就迅速拉近了彼此的距离，这和"你是 ×× 学校毕业的？我也是"一样好用，而且成功概率还大得多。我必须承认，尽管我不相信，可我也没少像这样利用它。

"控"星座还能让我们产生理解和被理解的感觉。这恐怕是它深受欢迎的重要原因。因为理解别人和被人理解都太难了，所以人类就一直在不遗余力地寻找能够理解人的客观指标，心理学家编制的由上百道题目组成的各种测试问卷，其实也是想解决同样的问题。

至于星座说到底准不准，正反两方都做出了很多精彩的论述，我不想赘述。我只是知道，不管是哪一方的坚定拥趸都不可能轻易被说服。

通过了解命运来理解自己和别人，这方法已经流行了几千年，今后势必还会继续流行下去。有人喜欢，有人不喜欢，还有人像我一样是两面三刀的实用主义者，只要不过度——不拿自己认为是正确的东西去要求别人——就无可厚非。只不过如果你有余力的话，还是请注意一点——因为"人心不可测"，因为"理解别人是豁出性命的工作"，因为"事情会因人的不同而呈现不同的价值"，所以如果完全用既定的命运去看待一个人，对号入座地把人套在理论上，你眼中看到的，就不再是面前活生生的人。

43 用双眼去看，才能看出深度

〈怎样才能练就一双极具洞察力的慧眼〉

人有两只眼睛，所以才能准确判断出远近距离，才能在观赏风景时看出个中奥妙。虽然用一只眼睛，也能看出一些，可比如在穿针引线时，单单只靠一只眼睛，那就相当难了。

这个事实给我们的启发是，要想了解世事的深度，必须有两种不同的视角。

要是只从单一视角来看，观点就会变得非常平面化，无法浮现出立体像来。

读到这里，读者朋友们会想到什么样的"双眼"呢？拥有什么样的眼睛，对事情就会有什么样的看法，应该是这种观点吧？当然了，也有的人，只懂得用"独眼"去看问题。

有位心理咨询师曾遇到过这么一件事。有个高中男生，学校已经不知道该怎么处理他了。他经常逃学，打架斗殴，抽烟喝酒，与异性的关系也是乱七八糟。学校打算劝退他，可他的父母一个劲地恳求学校，最后，学校决定让他试着接受心理咨询，就把他送到了咨询师那里。咨询师和他面谈后发现，这个孩子对过去做过的错事非常懊悔，而且表示从今以后要努力洗心革面，还说自己打算去上大学的法学系，学习法律，将来成为教导不良少年的有用之人。这个高中生说了很多，而且听起来也都十分诚恳，所以咨询师就决定将咨询继续下去。

之后每个礼拜，这个孩子都来咨询，和咨询师说自己今后要改过自新，打算怎么学习，或是说这礼拜自己的成绩已经有了大幅度的提高了。咨询师只是仔细倾听少年说的话，不做别的，看起来事情正渐渐往好转的方向发展。等到了第六次时，他基本就达到不需要咨询师的帮助，可以靠自己的力量前进的程度了。咨询师高兴极了，觉得差不多是时候结束咨询了。然而就在这个时候，学校老师和咨询师联系，说少年的操行比以前更差了，父母也准备放弃了，就连孩子自己也打算退学，因此学校决定让他退学。这着实让咨询师大吃一惊。这到底是怎么一回事啊？咨询师完全搞不懂了。

这是新手咨询师时常会遇到的状况。即便不是心理咨询师，老师中间也有人会有这样的经历。这种时候，有人会愤怒地觉得自己是上了孩子的当，但其实并非如此。

直白地说，那位咨询师就是在用"独眼"看待那个高中生。他用"乐天之眼"来看这个孩子，只看到了他好的一面。孩子说打算努力洗心革面，这也并非是在说谎，只不过，虽然嘴里说要努力，但他还是想出去玩，而且就算是做过一些努力，但之后的生活还是一团乱麻。因为这个高中生虽然说着"努力"之类的漂亮话，却根本没法在行动上安定下来。这些东西，那位咨询师统统看不见。

当然了，即使看到了这些，要是立刻就说"光是嘴里说得好听可不行"，那也就太愚蠢了，就又是只用严厉的"独眼"来看待问题了。只有用"乐天之眼"与"严厉之眼"这两只眼睛去看，眼前才能浮现出那个高中生的立体像，而且，那个高中生也就用不着非得勉强自己说漂亮话了。

虽然说是用两只眼睛看，可人在疲惫的时候，两只眼睛的焦点是落不到一起的。如此一来，看东西就会出现重影。把两只眼睛看出来的两个影像并列地看待也是不行的，必须整合成一个影像来把握。作为心理咨询师，就必须总是能够用双眼来看待人。

在这里，说到双眼的时候，我是用"乐天之眼"和"严厉之眼"来举例的，而根据问题的不同，会有不同种类的双眼组合。比如，也可以考虑有"男人之眼"和"女人之眼"这样的组合，或许也不妨考虑一下"上苍之眼"与"地狱之眼"。或者，也有人会考虑主观与客观的对立吧。不管是哪一种组合，重要的是根据当时的状况，将你认为是必需的两种视点相组合，用于立体地把握事实。

可能也有人想说，用两只眼睛去看世界是理所当然的，最关键的是要有"第三只眼"。要真能那样的话，那可是相当了不起了。不过，对我们凡人来说，这个是做不到的。对我们来说，能同时用两只眼睛看世界，就已经觉得很满足了。

[听 取 两 方 面 意 见 ， 也 有 可 能 是 独 眼]

例子里的咨询师如果能用双眼看出高中生的立体像，那么那个高中生也就用不着非得勉强自己说漂亮话了。教师、父母、领导都是如此，如果只用独眼看待人，只看自己想看的部分，那么，对方如果还想维持和你的关系，就只有说你爱听的话，百般讨好你。当然，在爱情关系里，甚至友谊关系里，也是一样。

有位领导相信兼听则明，公司里的两个部门间有矛盾，所以他就分别和两个部门的人单独谈话。结果，果然是公说公有理，婆说婆有理，他把所有人都问了一遍，不仅没让事实变得清晰，还更加混乱了。其实，这位领导并不了解这两个部门到底具体在做什么，不了解他们具体的工作性质和工作质量，也没打算亲自去了解他们的工作情况。所以，他选择使用"听听他们怎么说"这个办法来处理问题。换句话说，他用的是"听取证词"这只独眼，却没用"看看他们到底怎么做的"这另一只眼，所以，哪怕他觉得自己兼听了两方面的意见，哪怕他再听上多少次，也看不出事情的真相来。

这显然是因为"听取证词"之眼用起来最容易。可因为他只用了这一只眼睛，所以两个部门的员工都知道，自己的证言非常重要，领导完全是按照自己和对方说了什么来下判断的，所以自然"投其所好"地只说有利于自己的内容。

领导如果能够用双眼看待问题，通过自己对两个部门工作的了解做明智的判断，那么员工就用不着只拣有利于自己的话来说。这样，清晰的事实就能浮现出来，两个部门间的矛盾也能解决了。

44

有羡慕别人的时间，不如去干点什么

〈眼红别人能给你带来收益吗〉

我们经常会羡慕某个人，虽然有人说不该有羡慕之情，但它就是会不由自主地钻出来，无论如何都很难遏制住。有人为了不表现自己的羡慕之情，就拼了命地压抑自己，或是因为羡慕别人而自责自卑。这本来不是什么大不了的事，这下子反倒被放大了。

羡慕是种自然流露的感情，所以在认定它是好是坏之前，还是老老实实地承认它的存在吧。之后不妨再来想想，这种感情到底从何而来。如此一来，就会发现一些出乎自己预料的事。

所谓羡慕，不论是对事物还是对能力，总之是当别人拥有自己所没有的东西时产生的感情。不过，它也不是别人拥有自己没有的东西时就肯定会出现，这一点是最令人不可思议的。

比方说，你自己数学不好，但身边有个数学特别好的朋友，我们对这种事基本没什么感觉。换句话说，这件事跟自己的生活没什么关系。除此之外，我们还可能会很尊敬对方。针对这种情况，我们可以发现，所谓羡慕，除了别人拥有自己所没有的东西这一点之外，还必须加上个 X 才会产生。那么，这个 X 到底是什么呢？

在心理咨询里，羡慕是来访者比较常用的一个词。有时，它会以感慨自己不幸的形式表现出来。"自己年轻的时候体弱多病，所以也不能运动；相反，自己的弟弟是个运动健将，还凭着这个优势找了个不错的工作。都是一母同胞，怎么我们俩之间的差别就那么大呢！和弟弟比起来，自己是多不幸啊！"就这样，不停地感慨着。可是对这个人来说，他并不是羡慕所有会运动的人和所有健康的人，而只是对弟弟有这种强烈的感觉。我们可以认为，在这一点上，似乎说明了什么问题，X 就在这里。

在心理咨询中，来访者表明羡慕的心情时，咨询师要在倾听的同时和他共同努力找出这个 X。虽然这并不是一帆风顺的，但从结论来说，确实可以帮助来访者找出自己内心深处的一些尚未开发的可能性。

比如说刚才那个例子，羡慕运动全能的弟弟的那个人，话题转向了因为弟弟找到了好工作而很羡慕。自己呢？虽然有不得不完成的工作，可因为不喜欢，所以就一直没做。最后，话题发展到自己是在用"因为工作不如弟弟的好，所以用不着那么努力"的借口来逃避。

所谓尚未开发的可能性，说起来很好听，可人类这种生物总是有各种各样的办法去避免困难和痛苦。不过，可以这么说，开发可能性的过程往往是伴随着困难和痛苦的。

不过，在许许多多的未开发部分当中，那些伴随着羡慕这种感情汹涌而出的，正是亟待开发的那部分，或者可以说，它们正等待着被开发，因而会造成一阵一阵的刺痛。

对于某个个体来讲，必须做的事情和可以做的事情应该多得堆积如山。其中，羡慕这种感情可以指明自己的某种可能性的具体方向，起到一种方向指示牌的作用。尽管在开发的最初阶段会伴随困难和苦痛，但如果能够坚持自己所发现的事实，经过一段时间之后，就能尝到其中的乐趣，而到了那个时候，那种羡慕的心情，就会自然而然地减弱了。

我写下这些很容易，但实际上，坚持是非常艰难的。不过，当羡慕的心情非常强烈时，能够觉察到在自己内心中一定是有因为还没注意到而被丢弃了的部分存在，继而去探索，去做各种尝试，这样也不算坏。我觉得，以这种方式来消耗能量，比靠到处去向别人发牢骚、拖别人后腿来消耗能量要好得多。

270

[是 羡 慕 ， 还 是 嫉 妒]

这两年的流行用语中有一句"羡慕嫉妒恨"。的确，羡慕和嫉妒这两种情绪非常相像，它们都涉及自己有什么地方不如别人，并且自己对此还很在意。

不过，它们的本质区别在于，嫉妒里包含了愤怒和恨，而羡慕里则不包含这些。说白了，嫉妒是说："他明明还不如我，凭什么他就能……呢！"在嫉妒里，更多的是在意别人，不允许别人比自己好。而羡慕则不在乎别人好不好，希望自己能够更好。

　　别人买了车，换了大房子，如果你觉得"他明明没我聪明、没我努力，凭什么他倒比我过得好"，这就是嫉妒；可如果你觉得"真好啊，我也想像他一样住大房子"，这就是羡慕。当然，在很多时候你可能同时有这两种情绪。

　　嫉妒是破坏性力量，而羡慕可以促使人进步。因为当你嫉妒的时候，只要对方也倒霉，你就足够开心了，所以你可能会不知不觉地去拖别人后腿。或者你把太多的精力花费在愤怒和怨恨上，所以没有余力去改善自己的生活。但当你羡慕的时候，你会拿羡慕的对象当作目标，考虑该怎么做才能和对方一样，甚至超越对方，因此可以激励自己进步。

45 放弃权力，才能磨砺出内在的权威

〈培养真正的权威，靠权术有用吗〉

人们在日美文化之间做过许多比较研究，其中有下面这么一项研究——针对例如"勇气""优美"之类的词，调查人们对其感到喜欢或是不喜欢的程度。结果发现，有一个词在日本和在美国的评价是截然相反的，那就是"权威"（authority）。在美国，它被认为是个褒义词，而日本人对这个词没什么好感。

　　日本人实在是太讨厌权力了，我甚至觉得说日本人有权威过敏症倾向都不为过。虽然我认为最好把权力和权威区别开，不过人们习惯把两者混为一谈，全都讨厌——这就是日本人的真实现状。相反，在美国，所谓权威是指某个领域的大家泰斗，是值得信赖的形象，因此人们会喜爱它。

　　先不管别人怎么看，自己认为自己是权威者，会让人觉得自己很伟大吧？很多人为了保护自己的伟大而想要使用权力，这也可以说是理所当然的。

　　举个浅显的例子。中学老师会觉得，对于学生来说，自己就是所教授的科目的权威，可有时会有学生提出让老师无法回答的出人意料的问题。这种时候，老师往往会不分青红皂白地无视学生的提问。"别问这种傻问题！"这或许真的能让学生沉默下来。此时，老师通过运用权力，自以为保全了自己的权威，不过在学生的眼里，这时候的老师明显已经是威严扫地了。

　　在类似的情况下，最重要的是老师能先放下自己的权力。

不动用权力去面对学生，会产生什么结果呢？"你的问题很有意思，不过我现在无法立刻回答。我想一想，下周告诉你。"到了下一周给出一定的答案，这样，没有行使权力，却保全了自己的权威，而且搞不好还能让自己的权威变高呢！不过，比起在事情发生的当时利用权力糊弄过去，下课后猛查资料这种方法可得消耗更多精力。这种不惜耗费精力而得到的内在权威，是自己真正学到手的东西，别人是永远无法夺走的。

有的老师嘴上说"你的问题很有意思，我们以后再来考虑这个问题吧"，然后就对问题置之不理，这样的老师虽然也没有使用权力，但代价就是威严扫地。意识到要放弃权力的老师，如果觉得只是这样就万事大吉，不再做后续的努力的话，他们的权威也会变得岌岌可危。内在的权威是要靠努力才能磨砺出来的，并不是那么轻而易举就能入手的东西。

我这里所说的这些，在父母与孩子、上司与下属之间也同样适用。内在权威的特点是，无论在任何时候都不会被任何人夺走。不管是多么强大的权力，也会因为时局的变迁轻易地被夺走，只要看看最近的世界大事，就能明白这一点。

不过，一旦权力入手并满足于此，就很难再忘掉这种滋味了。因为掌权者的周围总是会有许许多多想利用他的人，这会让他感到世上再也不会有人像自己这么伟大了，于是就产生了"自己就是权威者"的错觉。其实，那些看起来对他崇拜得五体投地的人，几乎都根本不认可他的权威，只不过是单纯地为了利益而侍奉权力而已。

为了不让事态发展至此，拥有权力的人偶尔也会试着放弃权力，或者为了保护自己试着不去行使权力。通过这些行动，或许可以感受到自己的内在权威在接受磨砺吧。当然这并不容易，必须经过努力才能办到。

现在说对权力不感兴趣，或是说最讨厌权力的人格外多。他们打算将权威连同权力一起放弃，并会因此失去存在感，变得惶恐不安。为了消除这种不安，很多人都会突然在莫名其妙的地方摆出权威者的样子，或是偷偷地抓住些权力。不要再做这种费力不讨好的事了，承认作为自己存在的支柱之一——人类是需要内在权威的，思考一下到底该如何磨砺出内在权威，这样做更有效果，而且也不怎么会对他人造成困扰。

坐在权力宝座上的人，也不妨多去思考一下，自己到底拥有多少与权力无关的内在权威呢？

[滥 用 权 力 的 危 害]

我常会讲从心理学的角度如何看待亲子关系和家庭教育，讲家长们在教育孩子时经常出现的误区，讲爱、鼓励、包容……于是也常有家长很困惑：那么，我们不能再批评孩子了吗？

如果这里所指的"批评"是广义上的提出异议，给予指导，那么答案是否定的。家长应该给孩子一定的指导，指出他们的不足，这样才是教育。如果硬是强迫自己成为"书上说过的"完全包容的"好妈妈"，要么就会被"我必须包容"这种强大的压力所击垮，累得疲惫不堪，要么就会彻底放弃孩子，那就是心理意义上的抛弃孩子。

我想说，不要因为自己"有权力"批评孩子而得意，觉得"我有权××"的想法只能导致权力的滥用。因为所谓权力，其隐含的意义是，强者是压倒性的，被压倒的一方必须无条件地服从。

因此，如果父母对孩子的批评并不是以爱为基础，首先考虑的并不是批评的内容、批评的方式、批评的环境以及批评时机是否有利于孩子的成长，而是宣泄出去了，"我心里好舒服"，或者"你们看，我批评孩子了，我是个管孩子的好父亲"；如果父母对孩子没有足够的理解；如果父母本身不够有智慧（我并不是说知识、智能和学历）：那就只不过是在滥用权力而已。

有一回，我见到一个父亲这样对待年幼的儿子：父亲拍了儿子的头，儿子也跑去拍他的头，结果就踩到了父亲的"地雷"——"不许拍爸爸的头。""你刚才也拍了我。"小朋友反驳。于是父亲用严厉的语气批评："我可以这样对你，但不允许你这样对我。因为我是你爸爸！爸爸可以随便对待儿子，儿子对爸爸不能随便！"

看吧，多不讲理，唯一的"理"就是"我是你爸爸"。所以，对你来说我是天赐的掌权者，我有权力"随便怎么对你都可以"，而你就必须无条件地服从这一切。

那些被滥用权力的掌权者所压迫的人会变得怎样呢？假如是这对父子，他们之间的交往模式永远是绝对的命令与服从，那么孩子就会发现，自己没有选择，爸爸这座大山永远无法越过，无论我做什么反抗都仍然必须服从命令，一切努力都是徒劳的。所以，我不需要再做努力——不应该再做努力，所以我不用再对我的人生负责了，我也没办法再对自己的人生负责。

掌权者滥用权力，他的臣民就无法把自己的人生掌握在自己手中，也就无法为自己的人生负责。

46

要登上权力的宝座，就得承受孤独

〈你准备好承受权力带来的苦痛了吗〉

上面我针对权力和权威讲了一番，特别是以内在权威的意义为焦点做了一些思考。可实际情况是，只要在这个社会里生存，多数人都必须坐在某些权力的宝座上。

比如说，当上了公司里的组长，身为组长，对组员就应该有相应的权力。或者比如说，学校里的老师对于学生也要有一定的权力。我说过，有时候，人需要放弃这种权力来磨砺内在权威，不过希望大家不要误解，以为拥有权力宝座的人必须彻底放弃权力。当然了，如果是真的想要完全放弃权力，那也是一种生存方式。可是如果是嘴上说着"放弃了、放弃了"，却一直坐在权力的宝座上，无意识、半有意识地行使着权力，我觉得那可就本末倒置了。

虽说是本末倒置，可日本也的确有很多这样的掌权者。比如，有些学校里的老师会说"自己和学生们完全站在平等的立场上"。对于这样的人，我会说："要是完全平等的话，那请你也去交学费吧。"学生交着学费，自己每个月领着工资，却说什么"完全平等"，这简直是胡说八道。

日本人有一种极强的倾向，那就是讨厌老老实实地承认自己是掌权者，可想要偷偷摸摸地成为掌权者的人非常多。不想承认自己是掌权者的一大原因，我想，是掌权者必须忍耐相应程度的孤独。要想承认自己是掌权者，就必须承认在拥有权力的人和没有权力的人之间有明确的界限。因此，二者不能简简单单地实现平等。作为与他人相区别的人，掌权者必须拥有能够忍耐孤独的能力。忍耐孤独的能力与作为掌权者的责任感的强度是成正比的。

讨厌忍耐孤独的掌权者，常常将自己说成是和大家"一样"的，所有事都是自己和下属共同思考后决定的，因此自己没什么权力，他们常常这样强调自己与其他人相同。这种类型的掌权者，有责任感变弱的倾向。对所有事，他们都想要稀里糊涂地敷衍过去。

坐在权力宝座上，就必须能忍耐孤独。不过，如果是为了保护自己的权威而行使权力，那就不再是孤独，而是变得孤立了。一旦变得孤立，就会为了维持某种关系而利用权力寻求交往，于是，这种关系就变得越来越复杂了。有能力忍耐孤独的人，他们的人际关系不会像是丸子一样聚成一团，而是能明确地区别出有权力的人和没有权力的人，同时，能够以人性维持恰当的人际关系。而且，如果他还有偶尔放弃权力的经验的话，处理人际关系就能更游刃有余了。

也许这里所写的这些会让那些对权力过敏的人心生不快。不过我想，在现在的日本，与其否定权力，不如先清楚地意识到自己拥有多大的权力，并考虑自己是否拥有与之相称的忍耐孤独的坚强，这样的意义更加深远。

即使是那些说自己没有任何权力的人，恐怕也不得不承认，你正在对自己动用着权力，比如当自己想去什么地方时，就会对身体使用权力，让身体动起来。如是想来，自己对自己拥有权力吗？拥有什么程度的权力？——这些想法不是也很有意思吗？这种所谓"律己"的表现，也可以看作一种权力的行使。这么一想，我们就可以发现这样的事实：**确实，自律能力强的人，忍耐孤独的能力也很强。**

所谓权力，对人类来说实在是超级麻烦的东西，简单来说，要是可以没有这种东西就再好不过了。不过，在某种意义上，完全没有权力的人类社会恐怕也是不可想象的吧。话虽如此，我可不是说应该成为掌权者，或者应该掌握强权。我是说，在这样的社会里，必须仔仔细细地思考一下，要如何与那些你迫不得已被赋予的权力相处。

[掌 权 者 的 痛 苦]

掌权者要能够忍受孤独，要学会自律，不让自己因为"有权不用，过期作废"而去滥用权力，侵扰别人。

权力意味着相应的义务，你想要权力不太早"作废"，想要在权力的宝座上坐得稳，就必须承担你的义务。为王者，必须承担为王的义务，比如管理国家、民众，比如维持王族的形象，比如按时祭祀天地，比如在与外族战争时率兵上阵。

老子说："太上，不知有之……功成事遂，百姓皆谓'我自然'。"最好的掌权者，百姓甚至根本就没意识到有这么个掌权者，哪怕百姓得到足够的成长了，也会说"我是自然而然就这样的"。但这并不等于说掌权者可以不承担义务，什么都不用干，就安心睡大觉。不然你就设想一下，如果你是一个父母（孩子的绝对掌权者），你能做到让孩子"不知有之"，完全不去人为地干涉孩子的自然成长，而且还能在孩子毫无察觉的情况下，提供给他成长所需要的一切（不仅有物质需要，还有爱与关注等）吗？恐怕你只要想一想都会觉得头大，根本睡不着觉吧？所以，老子还说过"上善若水，水利万物而不争"，再好不过的就是像水一样，默默地泽被万物，却不会说那是我的功劳。

由此可以看出，掌权者之所以能够拥有权力，是因为他泽被万物，允许万物自然成长并提供其成长所需要的一切，并且不炫耀自己的所作所为。换句话说，是以承担这些要求非常自律的责任为代价的。

常常有父母说，就算知道自己对孩子再唠叨，再逼迫孩子去做什么，也不起什么实质作用（尤其是面对青春期之后的孩子就更是这样了），可却还是忍不住。因为，不这样做点什么的话，自己就会非常焦虑，坐立不安，或者有时候知道自己就是做给别人看的。翻译一下他们的语言，实际上他们所说的就是："因为我是父母，所以我必须行使权力，否则我就不成其为父母了。"如是，掌权者被自己的权力所奴役了。我想，这些父母恐怕对自己是一个掌权者这一点没有自信，所以不得不做些什么，不得不通过使用权力，让自己感觉到自己是一个掌权者。

这样，你就会发现，伴随权力而来的是严酷的责任，最好的掌权者恐怕得干些出力不讨好的辛苦活。我想你现在可以理解，为什么会有人逃避权力了。

47 别让健康病侵蚀你的心

〈太热衷于养生，是病了吗〉

最近似乎刮起了一股健康病的风。健康病正如其名，人不觉得自己有病，但确实又正在深受其害，这一点才最可怕。简单来说，健康病就是不管三七二十一地认为健康第一，一个劲儿地拘泥在这件事上，完全无视其他的事。得了健康病的人，完全不在乎因为这个给别人带来困扰，单从这一点上来说，就已经是一种病态了，可他们本人对此毫无知觉。

打个比方说，A 先生在吃上面异常讲究。不过，这可不是说他在味道上讲究。他在好几本书上读到过胆固醇对身体不好，所以就视胆固醇为眼中钉，总是说这个不好、这个不能吃太多等。可下一次他又从朋友那儿听说胆固醇是有益的，于是就立刻不安起来了，开始读各种营养学的书。之后，"确定适度的胆固醇到底是多少"就成了 A 先生的人生大事。他慨叹道："专家总是随便瞎说，真靠不住。"后来他就按照自己的估计，开始说些这个好那个不好之类的话。对于每次吃饭都得听这些的家人来说，好不容易好好吃顿饭的乐趣都被剥夺了。而 A 先生自己呢，也早早就把品味食物的乐趣完全丢掉了。

A 先生对于健康——特别是对于饮食的担心，正侵蚀着 A 先生及其家人的心灵。说起来，除了和健康相关的这部分以外，A 先生的心理机能也已经基本上完全停止了。不说他这是病的话，又能说是什么呢？

健康病的可怕之处在于它的传染性。得了健康病的人，往往往会把将病传染给他人当成生活的意义之一。抽烟不好、喝酒要有分寸……他们就是这样貌似非常好心地试图把自己的病传染给他人。虽然别的人很想对他们说，你就别管其他人的事了，可他们根本不听人劝。为什么得了健康病的人会那么在意其他人呢？那是因为他们对自己总有些莫名的不安。虽然他们紧紧抓住"健康第一"这一点不放，可总是会莫名地感到不安，所以就总想制造些战友出来，希望能够增加自己抓住不放的对象。

关于健康病的基石——不安，我留到以后再讲，这里我们先从稍微有些不同的角度来思考一下吧。有一次，我和几个熟人凑在一起闲聊，其中有一个人说，自己的朋友当中有个男的喜欢玩，工作又努力，做了好多事情，结果这个人50多岁就死了。于是他说，果然做得太多、太过了，会让人早死啊！我以为，这种想法也在理，不过我想说：我觉得他是不是早就隐隐觉得自己在50多岁时就会死掉，所以认为"在那之前一定要努力"，才做了那么多事情呢？我这么说了之后，有人说"是啊，这么说起来，我们就算是能活到80岁，也不一定能比得过他50年工作的成果"；也有人说"你这种想法我好像明白了"；还有人说"这种说法可有点牵强啊"。

我完全没打算要争论到底哪种想法正确，我想说的是，关于人生，我们真的是可以有很多样的见解的。多样的观点可以让我们的人生过得更加丰富，我想指出的是完全只执着于健康这一样东西所带来的精神的匮乏。

到底为什么会出现这样的现象呢？虽然我之前用了"精神的匮乏"这种说法，可似乎也与心——尽管我们说了这么久——的价值的无法衡量有关。忠义、孝顺等，这些在过去曾经拥有最高评价的东西，现如今的价值也下降了——即使是高喊着"还是过去好"的人，恐怕如今这些东西也没法说到他们心坎里了。而想要多提倡些善意与爱，可在竞争激烈的时候，恐怕也会被人呵斥说"别再说那种话了"。

据说在古希腊时代，人们认为人类是由身体、内心及灵魂三个要素组成的。如果我们用这种观点来看，现代人因为对内心的失望，所以开始重新认识灵魂的重要性，然而内心与灵魂是我们无法了解的，因此我们只能越过它们，过分地重视身体。为了想方设法地把因为无法了解最重要的灵魂而产生的不安掩饰掉，就十分重视身体。这样想来，我们也就可以理解，为什么我们能从从事慢跑等运动的人身上感受到宗教般的热情。我想，通过思考思想及灵魂，人还是应该可以从健康病中慢慢恢复的。

［ 万 物 都 是 自 然 发 展 的 ］

大家想必都听过这个笑话。有个人得了失眠症，医生给他开了安眠药，规定要在几点吃药。后来，到了规定吃药的时间，他被妻子叫醒了，因为该起来吃安眠药了。

这只是个太极端的笑话，可是在生活中，得了健康病的人就会出现这种本末倒置的行为。因为医生说了必须几点钟吃药，所以不管发生什么，都必须贯彻执行。为了按时吃药，所以得把人从睡眠中叫醒，完全忘了吃药的目的本就是睡觉。

得了健康病的人也一样，为了健康，所以必须按照书上说的、按照电视里养生节目讲的、按照专家说的去做，万一有那么点没做到，立刻担心健康会受影响，就又到处研究补救的方法。结果，少说也是搞得自己疲惫不堪，甚至还弄得自己特别焦虑不安，让家人也鸡犬不宁。也就是说，他们在努力塑造健康的过程当中，反而把自己和家人搞出病来了。

小时候，家里养了很多花，我也想有一盆自己的花，所以家人就买了盆"死不了"给我。正如它的名字，之所以买这种花，是因为它不需要什么照顾，只要浇点水就能活。有了第一盆自己的花，我当然很兴奋：给花起了名字；每隔一阵就要去戳戳花盆里的土，看看是不是干了，给它补水；看到太阳就赶紧把它放出去，怕院子里阳光被树遮挡，还得搬着梯子把它送到房檐上去；还把鸡蛋壳捡来给它施肥……结果大家一定猜到了，号称"死不了"的花竟然没多久就被我养死了。

其实，道法自然，万物都是自然而然地发展着的。很多时候，花并不需要我们总是浇水施肥，就能长得很好。过度地关注，反而有可能带来毁灭性的结局。

48 了解可以减轻不必要的伤害

〈『幸免于难』的人完全是因为运气好吗〉

有些灾难是我们难以避免的，比如地震和台风等，现在我们就还没有办法防止。不过，如果能在这些灾害发生之前了解它们，那么还是能够减轻受灾的程度的。

最近的云仙火山[①]爆发也是一样，如果能预知会有大爆发的话，那么死亡人数应该可以再减少一些吧。哪怕是很难预知，但是如果能够了解所谓火山碎屑流[②]是怎么一回事，死亡人数也是可以减少的吧。再比如说，虽然我们做不到预知地震，也做不到对地震进行万无一失的预防，但人们要是了解发生地震时应关闭火源，了解一些避难的方法，那么也可以在相当程度上避免次级灾害吧。

关于心灵的伤害，可以说也是一样。比方说，有个初中二年级的男孩请母亲去看电影。这种事实在是太少见了，所以母亲非常高兴地和他一起去了。可快要进电影院之前，孩子突然态度大变，一下子变得非常冷淡，在电影院里也和母亲分开坐，电影刚一结束就留下母亲一个人回家了。母亲以为自己做了什么让孩子不高兴的事，为孩子的任性而生气。不过，吃完晚饭之后，她看到孩子倒是很轻松愉悦，所以就问了他之前那样做的原因，结果发现，他是因为在电影院前

① 云仙山岳位于日本长崎县，1989—1991 年发生了多次火山喷发，最严重的是 1991 年 6 月 3 日发生火山碎屑流，造成 43 人死亡及失踪，其中包括新闻记者、火山学者、消防员、警察以及普通居民等。——译者注
② 火山碎屑流为火山专业术语，它具有极大的破坏性和致命性。起因是火山爆炸式喷发或熔岩穹丘的崩塌，是一种夹杂着岩石碎屑的、高密度的、高温的、高速的气流，能击碎和烧毁在它流经路径上的任何东西。——译者注

发现自己的同学也来了，不想被人笑话说"竟然跟妈妈一起来啊"，所以就赶紧保持距离了。

这位母亲说，一想到孩子说"一起去看电影吧"的时候开心的表情，以及之后冷淡的表情，就发现这件事让自己了解了青春期男孩的微妙的心理变化。并且，这还让她深刻地感觉到，自己必须在青春期这条充满波折的道路上坚定地陪伴着孩子。

这种情况下就是这样。正是因为在孩子态度发生变化之后，获得了了解情绪变化缘由的机会，这位母亲才了解了青春期有多么不容易，从而避免了次级灾害的发生。否则的话，回家之后母子就会大吵一架，把关系弄僵，造成次级灾害。

关于了解，还有很多例子。比如有个人早上看报纸的时候心情变差了，因为高中的同班同学里有个当时觉得成不了什么大气候的人，现在飞黄腾达，上了报纸。自己觉得很羡慕，然而同时又讨厌对这种事感到羡慕的自己，所以就变得心情更差了。明明觉得自己跟"出人头地"这种事无关，自己是踏踏实实地过着自己的人生的，可竟然还是会被这种小事扰得心神不宁，这样的自己真讨厌。

不过，为了这种事心神不宁也情有可原。再怎么拒绝出人头地，可人的内心深处总是会有许多涌动着的暗流，不是轻而易举就能消失的。要是对此不以为然的话，那么不妨仔仔细细地观察一下周围的人。不过话虽如此，我也不是想说那个人不中用。就算以为自己是拒绝出人头地的，但在这种时候出现这样的反应也是正常的。这么想的话，就会觉得自己果然只是个普通人。因为了解了人类就是会出现这样的反应，所以就不会在早饭时心情不好，搞得家人不愉快；到了公司也不会说些"出人头地根本不算个事"，惹得同事们不快。这样就能够防止一些次级灾害发生了吧。

不过，虽然这种了解是非常重要的，但我也必须补充说明一下，这里面也有陷阱。那就是你对人类的了解如果仅仅限于认知层面的话，反而会令状况岌岌可危。这类危险，特别容易发生在那些喜欢读心理学书的"爱学习"的人身上。

比方说在最开始的那个例子里，如果母亲只是在认知层面了解了青春期是一个非常不容易度过的时期，在孩子的态度发生变化时也只是简单地认为"他是青春期呢，所以有点奇怪的表现很正常"，满不在乎地对待孩子的话，那么她和孩子之间的关系也就被破坏了。为孩子担心，与孩子交流之后才安心，经过这样的体验，理解了孩子青春期的困难，同时预防次级灾害的发生，这才是有意义的。

过早地在认知层面理解一件事，会剥夺人类体验的机会。可要是了解的事情太少的话，灾难就会越来越扩大，甚至会扩大到不可收拾的地步。实际上，即使已经在一定程度上了解了某件事，可当事件发生时，人还是会惊慌失措的。不过尽管如此，对事情有所了解往往会对事情顺利解决有所助益。

[当 心 知 识 让 你 变 冷 漠]

某天，我一不小心伸手戳到了别人的眼睛，对方一声惨叫，捂住眼睛。我知道出手力道不算太重，仗着学过人体解剖，下意识地脱口而出："没关系，眼球没那么容易破的，当年我用手术刀……"话一出口，自己心里暗叫糟糕。当时该马上做的并不是理性分析，而应该道歉，应该对眼睛痛产生共感，应该用温情去安抚对方。"眼球没有那么容易破"，这个知识一点也没有错，只是在当下没有任何用。谁也没有问眼球会不会破，而且不管这一戳会不会造成伤口，但它会让人痛，它已经造成了实际性的伤害，这一点是毫无疑问的。急着说出这项知识，其实就等于否定了眼睛痛这个真实的感受，甚至还含有"根本没什么大伤，你不应该喊痛"的责备之意。

另一天，上网的时候看到有人说："我家孩子4岁，总是顶嘴，让我很头疼，有时候还很火大，该怎么办？"很简单的提问，下面立刻就有人以大手一挥、不在话下的语气回复"他这是第一反抗期啊，是正常现象啊，不顶嘴的孩子才发展得不好呢"云云。

回复的一方想必是对心理学有所了解的，"第一反抗期的时间在三四岁""第一反抗期是发展中的正常现象"等，都是教科书上白纸黑字的内容，然而我仍旧不喜欢这样绝对的回复。

　　孩子顶嘴，或许是因为处于反抗期——要求一定的独立，或许并非如此。也许家长虽然说"总是"顶嘴，当被要求具体谈谈孩子"总是"顶嘴的表现的时候，却发现孩子并不是在任何时候都要顶嘴的：只是当妈妈每次说要给孩子买什么，结果因为种种原因不能买了的时候顶嘴；当爸爸每次说要带孩子出去玩，却因为加班之类的原因不能去了的时候顶嘴。这样一来，孩子的顶嘴虽然是一种反抗，但并不是因为所谓反抗期闹独立，而是完全有道理的反抗——因为家长破坏了承诺，不管从成人的角度来看有什么客观原因，结果都等于说了谎。或者，也许这对父母之间（父母与爷爷奶奶之间等）就习惯以互相顶嘴的方式交谈，这种情况下，孩子的顶嘴，只不过是在模仿大人的交往模式而已，只是家长对自己的交往模式没有自觉。又或者家长所说的顶嘴，其实只不过是孩子喜欢不停地问为什么而已，被家长解读、定义为了顶嘴。导致一个行为的可能性有很多，草率地以一种正确知识下结论，就可能忽略其他重要的部分。

而且，与"戳眼睛"的例子类似，只用"这是第一反抗期，很正常"来应对，未免太过冷漠——不仅将家长的"头疼、火大"置之不理，而且言辞中还隐含着"你竟然对这种正常现象头疼、火大，你太不应该了"的意思。然而，家长的感受不仅是真实的，而且是合乎情理的，会出现这样的感受也是再正常不过的。其实，这如果是在心理咨询中，有时候我们真正要处理的根本不是孩子的顶嘴，而是家长的情绪。

有知识的人们，我们恐怕得时常扪心自问，自己是不是因为这些知识变得冷漠，变得疏忽了呢？

49 为了得到『幸福』，需要有所放弃

〈你想要的到底是什么〉

任何人都希望自己能收获幸福，没有谁会盼着自己遭遇不幸。但不可思议的是，真正觉得自己幸福的人出奇少，感慨自己不幸的人却格外多。人真是种不可思议的动物，有圣人曾经感慨过："希望自己去行善，但善事却很少做，反而常常行恶，这到底是为什么呢？"希望做的事与真正在做的事，恐怕永远截然不同吧。

我想大家都知道《卡门》这出歌剧。卡门这女人诱惑了何塞，何塞爱她爱到为了她连自己军人的职位都放弃了的地步，然而没过多久她又爱上了斗牛士埃斯卡米里奥。愤怒的何塞追着去找卡门，卡门的朋友告诉她说何塞要来了，很危险，然而她却没有逃。何塞找到了卡门，说希望两人能够复合。虽然作为观众，我们会觉得此时卡门要是能够顺利地处理好，或是能够逃掉就好了，可卡门却说自己已经不爱何塞了，还将他送给自己的戒指扔了。最后，愤怒的何塞就把卡门杀了。

这些要说是故事确实也只是故事，可是要认真，就实在没法理解为什么卡门要做这种傻事。既然何塞如此爱你，你就接受他好了。就算你喜欢上了埃斯卡米里奥，巧妙地从何塞那里逃出来就好了，不必非得当着人家的面把戒指扔了。身为普通人，我们不免深感痛心。

不过，歌唱家成田绘智子女士曾经在电视上这样说过，连自己都数不清已经演过多少次卡门了。每一次，到最后被何塞用刀刺入胸膛的场景时，作为卡门，她都觉得"啊，这样真的是太好了"。

这实在是发人深省。歌剧演员一旦进入角色，就真的当自己是卡门一样。如果她每每在最后都感觉被杀死是件畅快淋漓的事，那如果确有卡门其人，相信真正的卡门也应该有同样的想法。也许正因如此，《卡门》才会如此博得大家的掌声。当然，这与音乐的优美也不无关系。

那时候，她会说"这样真的是太好了"，而没有说"这样就幸福了"，这一点也非常耐人寻味。我想，在这两句话的含义之间，存在着一种微妙的差异。

不过，卡门放弃与埃斯卡米里奥的这段感情，她就能幸福吗？勉勉强强与何塞一起生活，甚至有了孙子，活到老奶奶的年纪，这样度过一生就幸福吗？又或者在最后一次和何塞见面的时候，做些什么蒙混过去，从他身边逃开，一辈子过着东躲西藏的日子，她的自尊心能够允许这样吗？

在读这一章的标题时，你有没有注意到，我特意给"幸福"两个字加上了引号？人类的幸福是非常复杂的东西，我们暂时先不去管什么是真正的幸福，想要得到一般意义上的幸福的人，是不是需要放弃一些什么呢？这个问题之所以越来越复杂，是因为它还牵扯到其他人的幸福。当卡门说"这样真的是太好了"的时候，同样也留下了"牺牲他人的幸福也没关系吗"的疑问。

为了他人的幸福而放弃什么的人也并不是没有，这有时甚至还会成为佳话，也有人因此而自豪。我觉得那确实挺了不起，但是此类自我满足的话听得太多，反而会让我反感。我会觉得，这个人是不是因为害怕过着能够说出"这样真的是太好了"的人生，所以为了找一个好借口，才借来了其他人的"幸福"之类的金字招牌呢？

如往常一样，这个问题也没有确切答案。每个人都必须按照自己的情况，创造专属于自己的活法，除此以外别无他法。比方说，觉得"幸福"很重要，那就把它设定为人生的终极目标吧。

毫不放弃地一路向前也是一种活法。那样的话，就必须有所觉悟：即便能说出"这样真的是太好了"，说不定也会破坏自己及他人的"幸福"。完全没有觉悟就一味去做自己想做的事，然后再去感叹没有得到"幸福"的人，人生不会"全面幸福"，反而会"全面投降"。

［ 牺 牲 是 你 自 己 的 选 择 ］

为了得到幸福，本来就该有所牺牲。可有些人却喜欢把"为了你的幸福，我牺牲了自己"挂在嘴边。甚至有很多时候，"被幸福"的那位，根本都没有选择不要这种幸福的权利，比如"要不是因为有了你，我才不会和那种人结婚呢"。

把这种话挂在嘴边，自然是为了向对方索要回报。有时候还比较轻松，得到一些赞美就可以满足；可有时候却非常沉重，会不断地向对方重复"因为你，我牺牲了自己的人生"，因此，你必须用自己的人生来赔偿。

所以，"被幸福"的人就总是会被束缚着，觉得自己有愧疚感。甚至还有些时候，当自己想要挣脱这种束缚时，还会深深地自责，觉得自己很混蛋。

其实，就算你为了他人的幸福牺牲了自己，也请你牢记，那是你自己的选择。那一定就是你在那时那刻所能想到、权衡出的最好的一种选择，所以你要自己承担选择的后果。不是因为有了小孩，所以只有和那种男人结婚这一条路可走，和他结婚这条路，是你自己选择的最好的一条路，是比做单亲妈妈、找其他男人结婚等都更好（更体面、更容易）的一条路。

有人会反驳说，自己确实是因为对方明确的要求而牺牲了自己，以换取对方的幸福，比如"当初是因为孩子哭着求我们不要离婚，为了孩子，我才把这段不幸的婚姻维持了那么久的"。

面对这样的人，我倒很想问问他，对于孩子的任何请求，你真的从来都全部满足了吗？孩子每次想吃糖你都给他吃了吗？孩子每次不想去上课、要出去玩，你都同意了吗？甚至，每一次孩子说晚上想吃炒土豆丝，你都炒给他吃了吗？——即使不是因为买不起土豆、买不到土豆，而只是因为懒得去买，或是已经决定好了晚饭的菜单而已？

如果回答是否定的，那么，为什么单单在离婚这么重大的事情上，你选择听从孩子的请求呢？是不是因为你内心真正的声音是不想离婚，而你却不敢去面对？是不是你不敢承担做出离或不离这么重大决定的后果，所以把责任转嫁到了孩子的身上？

为了别人而牺牲些什么、放弃些什么，这些说到底，全都是你自己的选择。甚至有时候可以说，这些牺牲与放弃，就是你自己选择的最"幸福"的方式。

50

精神性的东西泛滥会掩盖精神本身

〈你是否真正理解「精神」二字〉

在日本，高中棒球①绝对是大受欢迎的。我以前也很喜欢，会追看电视转播。虽然我不是特别了解棒球技术，但也会有关注比赛心头一紧的瞬间。但是最近，我对它逐渐失去了热情。为什么会这样呢？似乎不是因为高中棒球本身，而是因为围绕着它的各种别的东西。

首先，就是因为解说和评论中过多地提及精神力这样的词。高中棒球季来临之时，就像是夏季的大减价一样，媒体开始集体"跳楼甩卖"心、魂、精神等词语了。我觉得"打得真不错"的时候，解说员、评论员却开始"精神大甩卖"了，实在是倒胃口。

我不知道"纯洁的球员"形象这种卖点是谁提出来的，结果为了保持这种形象，就搞出了"连带责任"这种阴损的办法。某个学生有了不良行为，连带着那所学校的学生都不能出场比赛了，这种办法从什么地方体现出教育的目的了？我觉得还不如让那个做出不良行为的学生加入棒球队，和大家一起努力，这样还更有教育意义呢。

有个在高中棒球联盟位居要职，也解说过高中棒球的人做了丑事，被媒体热炒。这下子，我以为高中棒球联盟的工作人员、解说员都该负上"连带责任"辞职了——结果似乎

① 在日本，"高中棒球"本身虽然是泛指，但在日常生活中通常用来指在甲子园球场进行的全国高中男子棒球大赛，特别是专指夏季举行的全国高中棒球选手大赛，堪称全国性的赛事。——译者注

什么事都没发生。然后我就以为，那这下"连坐"终于要停止了吧，结果他们对待学生却好像一点也没发生变化，还是采取连带责任制度。指导者们将自己的责任束之高阁，绝口不提，却强迫学生们臣服于精神力，这和我过去看高中棒球季时所感受到的精神光辉完全是两码事。

我并不是讨厌精神，甚至还说过雕琢灵魂之类的话，所以说，我对心、魂、精神之类的东西是非常感兴趣的。不过，虽然我们没办法直接去认知这些东西，但它们几乎每时每刻都作用在我们通过眼睛看、耳朵听、手触摸到的东西上，几乎可以说是以直接的形式展现给我们。我所关心的是这些，但我不喜欢针对这些叽叽喳喳地说三道四。

在想这些问题的时候，我遇到了标题的这句话。这是在白洲正子 [1] 的《现在为什么是青山二郎》一书中，以青山二郎 [2] 的语言介绍出来的。青山二郎是小林秀雄 [3] 的挚友，是个一味追求美的人。他认为如果有所谓精神的话，那么它也一定会以某种形式显现出来。青山二郎感叹道："恰恰是通过去看、去触摸那种形式才可以了解它，然而太过啰唆地总是说些'看似是精神性'的东西，结果反倒会把'精神'掩盖。"

---

[1] 白洲正子（1910—1998），随笔作家，祖父与外祖父均为海军大将、伯爵，自幼学习能剧，其随笔多针对日本的美学。——译者注
[2] 青山二郎（1901—1979），装潢家、美术评论家、古董收藏鉴定家，是白洲正子在古董及工艺上的师长。——译者注
[3] 小林秀雄（1902—1983），文艺评论家，是日本近代文学评论的确立者、灵魂人物。长女是白洲正子的次子之妻。——译者注

明白了这句话，我就不得不进行自我反省了。不能为了说了高中棒球的坏话而窃喜。当自己想说点什么看似精神性的东西、说了什么看似精神性的东西的时候，我就知道，自己偏离了"精神"本身，或是想要逃避它，又或是根本完全没有理解"精神"这种东西。

这句话真是太棒了，所以把它改成"看似××的东西会掩盖××本身"的话，就可以应用于很多情况了。比方说，我们会去学习、模仿自己以为看似很西洋的东西，这是不是会掩盖真正的西洋的样子呢？反过来，我们卖给国外看似很日本的东西，是不是也会掩盖真正的日本的样子呢？这么一想，甚至会让人产生周围时时刻刻都被这样的"敌人"包围的错觉。

在开着这句玩笑时，我心里又浮现出了另一种截然相反的想法。人类其实并不是被这些"敌人"包围袭击，而是被这样的"敌人"保护，防御着周围，从而得以安心地生活。精神的直接体验对人类来说太过沉重了，或者说冲击性太过强烈。因此，通过使用"看似精神性"这样的言辞来保护自己，通过醉心于"看似精神性"的解说，可以很好地缓和自己接触精神时所受到的冲击。如此想来，对于看似精神性的解说倒也用不着吹毛求疵地生气了，而且还可以认为，在人的精神卫生保健上，它具有很高的价值。

不过重要的是，千万不要错以为，那些就是"精神"。

["听我说的，别看我做的"]

套用上文的句式，看似教育的东西，也会掩盖教育本身。很多人愿意用看似非常有教育意义的话来"言传"，却忘了"身教"。把他们的行为翻译过来——要好好听我怎么说，千万别看我怎么做。

有一次在温水池泡温泉，池子很小，人也很少，除了我就只有一对母子。儿子上中学的年纪，坐在我旁边；母亲坐在我的对面。母亲问儿子："你们班某某现在怎么样了？"儿子开始表现得有点不耐烦，继而用明显在开玩笑的语气说："死了呗。"

母亲立刻愤怒，用手推出水花泼向儿子："我不是说了不允许你这么说话吗！""可是我如果说不知道，你又要生气……""那也不允许你这么说话，不允许说这么不尊重别人的话！""其实别人也这么开玩笑的……""那也不行！不管别人怎么做，你不能不尊重别人！听到没有？不能不尊重别人！"

随着"不能不尊重别人"的节奏，水花的强度也在加大。

不幸的是水池很小，无辜的路人难免"中弹"。虽然我这个路人努力表现出向旁边闪、扭头、闭眼、擦脸、皱眉等不满，但正对面的母亲完全视而不见。于是我很想说："喂，这位妈妈，你做的和你说的，好像不太一致啊。"

说一套，做一套，类似的事情恐怕不在少数吧。就算你再努力地制造机会、组织语言去言传，就算你话说得再漂亮、再深刻，可你的行为就是会出卖你自己。

有时候我们还可能会对孩子说，你要怎样怎样，可千万别像我一样。这种父母从自觉性上来说，比那些甚至没有意识到自己的行为有问题的父母要好。不过，最好同样不要期待孩子会只听你说的，不看你做的，因为如果你真的觉得那样做是对的，你自己为什么不那么做呢？动动嘴皮子指使别人去做，远比自己去改变容易得多。

看似很有教育意义的话说得再高调，也替代不了真正的教育，只会让人忘掉教育的实质。

51 真正稳定的关系是在冷静后形成的

〈一段感情爆发危机、决裂了，就不能挽救了吗〉

有个年纪轻轻的女人来找我做离婚咨询，她的说法是："受不了那个恋母的丈夫了。"不管什么事，丈夫都要拿母亲来与她做比较，就算做个饭，也要一再说他母亲是怎么调味的，母亲做的饭真好吃之类的。他母亲也不像话，夫妻俩好不容易打算好好吃个饭，她却突然不请自来，说什么"因为我做了你喜欢吃的菜啊"。虽然自己满脸的不高兴，可丈夫却说"妈妈也来一起吃吧"，不知道是不是根本没注意到她。而最让她忍无可忍的，是当时丈夫的那张笑脸，活脱脱像个五六岁的孩子。这让她实在无法理解，他到底是怎么作为一个大男人被社会认可的啊！

这样的事日益累积，她终于再也受不了了，下决心要离婚。我听她说了许多，发现这对夫妇是经过了 3 年的恋爱，在大家的祝福下成婚的，大家都觉得他们是天造地设的一对。

说起来，他们是经过了 3 年的热恋，最后进入了婚姻这种现实生活的，所以当直面现实时，被热恋冲昏了的头脑也该冷静下来了。不过在谈话的过程中，这个女人与自己父亲之间联结过强的问题逐渐明朗化。通过交谈，她也发现自己背负着要如何改善自己与父亲之间的关系的课题。至此，咨询才开始抓到如下的问题点：与父亲联结过强的女儿和与母亲联结过强的儿子之间，到底是否真的存在"关系"呢？要怎么做才能让这种关系变得可能？

在冲昏了头脑的热恋当中，无法看清对方，而是将对方与自己内心中的理想形象或父母的形象混为一谈，所以在这种冲昏头脑的交往当中，并不能产生真正的关系。不过话虽如此，倒也并不是说冲昏头脑的热恋不好。热恋时的状态，往往会为将来真正的关系奠定基础，这时会花费相当多的心理能量，比如自己对将来关系的设想，或是应该反省的问题，等等，全都搅到了一起。恰恰因为如此，当热恋期结束时，再努把力，真正的关系也就建立起来了。

不过，这种时候到底该离婚还是该继续维持婚姻呢？这要因具体情况而异，恐怕不能简单地得出结论。有时候确实该离婚，然后以从混乱的经验中学到的东西为基础，再与其他人建立健康的关系。不过在这里，一般而言，并不能说哪一种选择更好。

叫人晕头转向的并不单单是恋爱关系，在师徒关系里也是一样的。或者说并不是对人，而是对物、对思想、对艺术，对很多的东西，我们都可能会被热情冲昏头脑。终其一生在任何意义上都从未体验过热情到晕头转向的人是不幸的，但是成天都被热情冲昏头脑恐怕也同样让人难以承受。

因为头脑已经被冲昏了，所以理性的判断变弱，或是必须有超越理性判断的东西起效。头脑被冲昏了，也就是说自己内心埋藏得最深的某个部分被激活了，人在这个时候必须意识到这个，必须明白自己要与内心深处的那些蠢蠢欲动的东西保持一些距离，因此理性判断开始起作用。此时，觉得"什么跟什么呀""被骗了"的人就会切断关系。说起来，就是失去了与自己内心最深的部分的接触。

照这样想来，所谓开始一段"关系"，这里所讲的"关系"，既是指与对方的关系，同时也可以说是自己内心的表层与深层之间的关系。在语言的表现上，既有"迷恋得冲昏头脑"，也有"深化关系"这样的词，这就很有启发意义。在冲昏头脑之后，再往更深的层次下降，使关系加深。这种深化的任务并不是一朝一夕就能完成的，必须花费较长的时间和相当大的努力才行。

可以认为，在夫妻关系、朋友关系、师徒关系，或是人与物之间的关系中，都要像这样，经历一个冲昏头脑和头脑冷静后真正开始关系并逐渐深化关系的过程。不过，这种过程有很多种形式，有时像是经历一次巨大的风浪，有时则要反复经历许多次小风浪。或者还有更复杂的形式，比如有的人在某个层面上已经头脑清醒过来了，可在其他的层面上，晕头转向的热情还在继续。

总而言之，我们必须了解，在从热情中清醒过来时就得开始做一项重要的工作了。否则，就得不到那些好不容易才从晕头转向的热情中产生的财富了。

[爱 情 三 角 形]

关于什么是爱情,在心理学中,最著名的观点是罗伯特·斯腾伯格提出的爱情三角形。斯腾伯格的理论广受心理学家们的推崇,原因之一就是他本人的背景。他并不是那种坐在椅子上一拍脑袋就想出个理论去指导人生的"爱情专家",而是"正统"的测量心理学家。他早期研究人的智力,他的三元智力理论是当代有关智力的代表性理论之一。

人的行为由动机、情绪和认知三个基本成分构成。比如,你阅读这本书这个行为,也包括了为什么会读本书(动机),看书时你心情如何(情绪),以及你是如何理解、看待本书的(认知)。爱情也不外乎如此。

按照动机、情绪和认知,斯腾伯格区分了爱情关系的三大基石:以动机为主的激情,以情绪为主的亲密,以及以认知为主的承诺。激情通常指对身体的兴趣、对性的欲望,以及从对方身上得到满足的其他任何情感需要;亲密指两个人的亲近,形成私人关系,也包括理解、交流、分享和相互支持;承诺则是对维持关系的认知,是对爱情关系承担责任。

这三种成分就是三角形的三条边。由于每种成分所占比例不同——边长不同,所以三角形会有很多种形状和大小。

热恋的时候，激情的成分占的比重非常大；由于两人希望彼此亲近，所以亲密成分的比重也很大。不过，很多实验研究表明，激情之下，人的判断力会受到影响。这个时候，人的"视野"比较窄，视线都集中在伴侣吸引自己的地方，会忽略甚至歪曲自己不喜欢的特征，将对方理想化。因此，双方虽然也有理解、交流，但往往是和彼此的幻象在交流。

不过，激情状态很难长久维持，当激情退去，要想继续保持关系的稳定，就需要亲密和承诺出场了。当然这里的承诺并不单指口头承诺，而更多的是你内心愿意承担的责任。不过，光有承诺的爱情未免冷冰冰，而爱情关系中的温暖、温情是由亲密来实现的。因为失去了激情的蒙蔽，所以要求彼此必须和真实的对方交流，必须理解真实的彼此。

所以说，一段关系能否稳定而持久，关键在于激情渐渐退去后，你是否愿意花费精力看清你对面的他，接纳你对面的他。

52 有时，唯有背叛才能保持距离

〈为什么深深依赖的人非要选择背叛〉

这里我想说说更严重一点的背叛。无论是受到伤害的一方，还是伤害别人的一方，因背叛而受到的伤害都是颇深的，有时甚至是一生都无法痊愈的。只要看看古今中外的伟大故事——特别是悲剧故事，就能知道背叛这样的主题是多么受到重视，也可以理解，在人生中，背叛这件事到底有多重大了。

　　有两个青年人是好朋友。他们都不太富裕，但依靠着彼此间的相互支持默契地生活。两个人都是文学青年，他们会写点小说去投稿，办一份同好者杂志，可这都不是长久之计，作品都没有被接受，很难出人头地。终于，其中一个人放弃了文学，进入社会工作了。他结了婚，渐渐成了一个在社会中生存的普通人，但两人的友谊还在继续。无法割舍文学的那个青年常常来朋友家吃饭，有时候还找他借钱，得到了朋友的不少照顾。朋友总是很爽快地迎接他的来访，夫人也很配合丈夫，对那位可以说是厚脸皮的青年总是厚意相待。

　　终于，文学青年写的小说获得了奖项（虽然并不是什么大奖）。同好者对他说了祝福的话，但刚才说的那位朋友却勃然大怒。因为小说中人物的原型是他们夫妻俩——这只要是认识他们的人立刻就能看出来，然而小说却极尽讥讽，并且巧妙地歪曲了现实，将他们描写为典型的俗人。朋友为这种全然的"背叛"而愤怒，立刻提出绝交，而对方却只是觉得惭愧，一言不发默默地离开了。

　　为什么会发生这种事呢？这两个人的友谊可以说是"一

体化"状态——他们简直就是一心同体。从一个人放弃文学的那时起，两个人就开始逐渐朝着各自的道路行进，但在感情上仍然延续着一体感。而且，他们彼此间都将对方理想化，有时也会忽然间卑微化，成了不清楚到底哪些部分是自己、哪些部分是对方的状态。此时，背叛就出现了。为了将一心同体的存在切成真正的两个个体，就要进行流血的野蛮治疗。这就是背叛。

像例子里所说的这种情况，了解他们之间关系的人就会指责背叛者。特别是这里还混入了他本人的功利性意图，所以这种指责也是合理的。不过，如果更深入地思考，就不能单纯地评论是善是恶了。

在纯粹单方面的崇拜者与被崇拜者之间也会发生这样的问题。师徒、夫妇、前辈与后辈等关系之间所产生的背叛，很多是因为其他各种原因产生的，不过，这里面还有一些是在破坏性地解除一体化这样的意义上产生的背叛。

像这样被"分离"的两人当中，有时某一方会走向毁灭；也有时，某一方或是双方都盯着那个伤口努力活下去，并因此获得成功。在一些伟人的传记里，有些背叛就含有这样的意味。我们也会觉得，都是这么伟大的人了，能不能不用背叛，而是用更巧妙的办法来分离呢？可所谓人性，却似乎并不是那么简单就能改变的。

我说这些并不是要为背叛辩护。不管怎么说背叛也是不好的，这一事实不会改变。背叛别人的一方，如果完全忘却了这种恶所带来的痛苦，那恐怕也不会有之后的成长，哪怕他在表面上获得了成功。

我已经说过，只有当头脑冷静下来后，才能开始形成关系，那么，因背叛而割裂开的两个人之间有可能恢复关系吗？这是极其困难的，很多的事例——即使在他人看来非常遗憾——都揭示了悲剧性的决裂。

不过，虽然说非常稀少，但也并不是没有关系复原的例子。如果愤怒、悲伤、后悔的情绪反复出现，伤口不断淌出血来，并能从这之中领悟到更深层的意义，那么我想，关系也是有可能往更深化的方向升华的。经过这样考验、确认后的关系，应该可以变得更深刻、更强韧吧。

[树 与 藤]

一心同体的共生关系是一种彼此纠缠，甚至失去（或者说未形成）独立人格的关系。有时候这种关系是彼此依赖的，两个人都需要对方的扶持，离开了对方都觉得很难独活。有时候，这种关系则更像是藤蔓紧紧绕着大树，这往往是由于他们原本的关系是彼此依赖的（所以才能形成如此稳固的一体化关系），但其中一方成长了，渐渐有了自己独立的人格，想要摆脱这种关系，或者想要改变这种关系，但另一方仍然需要依赖对方，因此就形成了宿主与寄生物般的关系。很难说他们谁是强者，谁是弱者，因为藤蔓的力量其实非常强大，有时候甚至能把树勒死。只不过，树开始发现自己能够独立站在大地上，想要和藤蔓保持一定的距离，但藤蔓却相信自己必须依附在树身上才能活得好。

这个时候，被寄居的一方，也就是说，开始形成独立人格的一方，想要远离对方，但其实因为独立的人格还比较弱小，所以自己还有所留恋，担心对方，割舍不了。这时候，狠下心迈开一步，却发现对方如影随形般又跟上了一步。甚至有时候，对方发现了他想要逃离，所以会跟得更紧，或者用更加无形而有力的小枝条紧紧地缠绕。

从心理健康的角度来说，这种分离总归是必须的，因为一心同体就要求两个人必须变得像一个人一样，不允许有任何距离，不允许有差异。当两个人之间出现了一些差异时（这显然是必然的），依赖性更强的一方——也是实质上更强大的一方——就要求对方必须做出改变，必须和自己保持一致。比如说，极度共生的母子，即使在外在水平上孩子结了婚，组建了新家庭，但在内在水平上，母亲仍然要求孩子把母亲当作最亲密、最信赖的人，要求孩子继续对母亲言听计从。

在这种情况下，如果树仍然想要逃离，就只有靠完全砍断藤蔓的所有枝条，靠血淋淋的背叛才能完成。藤蔓会哀号，会愤怒，其他人也会指责树的做法太不近人情。不过要知道，砍断树身上的藤蔓，树自己也难免受伤，它只是已经被逼到不得不这样做的境地了。

53 虚伪的民主是扼杀创造力的元凶

〈想创造与改变，为什么总让别人不高兴〉

当今世界，民主主义真可谓是一面织锦大旗。要是被烙上了不民主这样的印记，那就相当于被贴上了"恶人"的标签，甚至可能会令社会地位尽失。

我并不是要说"到底什么是民主"这种严肃的话题，而是想就日本的民主做一些思考。虽然可能有人会说有什么"日本式的民主"吗，可我想大家应该能感觉到，与欧美的民主形式相比，在日本，我们口中讲的民主是相当特殊的。

有位日本高中教师，为了了解"民主式教育"的现状，应邀去美国的高中考察。他最坦白地道出了自己的观感，那就是："美国的高中一点也不民主！"最让他震惊的是有关学校活动的决定方式，那些决定基本上已经经校长拍了板，教员会议时只是将决定方案分发给教师们。在会议期间，如果没有出现异议，那么就会这样决定下来。对此，他大为讶异，认为这是"校长权力集中式的独裁"。

这种事要是发生在日本的高中，又会怎么样呢？

随便举个运动会的例子，即使大体的方案是由执行部（而不是校长）提出，可还是要在细节讨论上耗上相当长的时间。甚至有些时候，还会有人针对"在高中搞运动会到底有没有意义"这一点作个漫长的"演讲"。虽然多数人几乎根本不会听他在讲些什么，或是根本不关心，但恐怕主持会议的人也不会制止他吧。结果，耗费了相当长的时间，而最终确定下来的方案和最开始提出的方案，基本上也没什么两样。等到会议结束了，几乎所有人都会感慨"会开得太长了"，可却根本没有人会去考虑一下如何缩短下次会议。要是此时，那位从美国回来的教师也在场，提议采纳美国的那种方法的话，估计会被人呵斥"那么不民主的方法绝对不行"吧。

欧美的民主主义是在个人主义的前提下成立的。美国高中的做法，既不是民主主义，也不是集权主义，只是所有教师都有对校长的提案提出异议的权利，从这种意义上来讲，它是民主的。如果有人有异议，那么他会针对校长的提案提出反对案，所有人再针对反对案进行讨论，根据所有人的意见来决定到底采用哪种方案。必须明确"争论点"，再对此进行讨论。

相比之下，在日本，多数的发言都属于"在这种情况下该怎么办呢""是不是也考虑了这种情况"之类对细节提出的质疑，但争论点往往并不明确，也没有人提出反对案。

当然，日本式的民主也有很多优点。简单来说，它就像是近代西方个人主义的对立面一样，能够保持集体的平衡，让所有人都能顺利地参与到其中，产生超越个人职责的作用，等等。要是让我列举的话，我可以不停地列举下去，甚至可以说这就是日本战后复兴的支柱之一。

不过，我更想在这里强调的是，这种方式有一个显著缺陷，就是会扼杀创意的萌芽。关于这一点，所有日本人都有必要警醒了。集体的平衡与创造性思维，特别是在其出发点上，是水火不容的。创意，也可以说是创造性，是要破坏整体平衡感才能诞生的。当然了，在历练创意的过程里，也有可能会出现一种新的整体上的平衡，可在最初阶段，创意都是在个体内部产生的，是以一种无法控制的动态呈现出来的，可以说，它是棱角分明、四处碰撞的。

因此，当创造性的东西出现时，周围人往往会因此而遭牵连受累。不过，由于对"个人"有信赖感，加之每个人都有自己独特的人生，所以欧美国家会有孕育创意的土壤。与之相反，日本的民主主义在维持整体的平衡这个事情上显得太过在意了，会一早就想要将棱角分明的创造性磨圆，于是也就扼杀了它的萌芽。

没有创意的人会多出许多本该用在创意上的时间和精力，为了把这些多出的时间和精力用在"民主形式"上，这些人有时会尽全力拖想要展现创意的人的后腿。就像我之前已经说过的那样，关于欧美和日本的民主孰优孰劣，很难简单给出定论。但是我觉得，对于日本式民主的功与过，也实在是有进行细致考究的必要了。

[何 谓 正 确 鼓 励 发 展 创 造 性]

晨会、例会、年会、动员会、讨论会、成果报告会……

我们每个人都有太多的会要开。而且，因为不能搞一言堂，因为每个人都得发挥主人翁意识，所以大家必须积极发言，否则主持人就得点名，或是要求每个人都要发表意见。结果为了应付会议，每个人都得发表上一通看似有道理的差不多的观点。为了不让自己说的话跟别人说的话一模一样，我们还得绞尽脑汁地组织语言，让完全一样的观点至少听起来能有点不同。

谁说我们没有创造性？不过可惜的是，很多时候，我们就把创造性浪费在这些形式上了。忙着组织语言，把别人的观点变成自己的观点，还得花精力对领导察言观色，揣测怎么说既能让领导高兴，还能让自己少承担责任，可不是会把自己搞得很累，哪还有其他的精力再把创造性应用到其他地方啊！

领导或许会表示委屈：我明明都让他们自由发表意见了，明明很期待他们能创造性地发挥，可没想到他们怎么都把那点聪明劲用在歪门邪道上了！下属习惯性地把创造性用在形式主义上，这固然跟他们过去的经历、过去的领导有关，但领导也要审视一下自己，是不是在自己的言行中，表达出了有创造性可能会受罚的观点呢？因为创造性的想法意味着要有一定的冒险，既然是创造性的，它就是新的，是还没有被检验过的，因此就有错误的可能。如果说错做错会受罚，那自然就不说不做了。如果想发展真正的创造性，就得保证不论是成功还是失败，发展创造性本身都应得到鼓励。

这里所说的领导并不仅限于公司的领导，对教师、家长也同样适用。

54 创造力是上天赐给所有人的礼物

‹ 我能做独一无二的我吗 ›

身为心理治疗师，我能遇见各种各样的人，与他们会面，倾听他们几乎从不与人言的回忆，或是他们想要隐藏起来的往事。我听过很多甚至会让人感慨"人类竟然会经历如此的艰辛与不幸"的事情。从这样的经验里，我可以得出一个结论，那就是"所有人都具备创造力"。

应该会有人觉得，别瞎说了，没那回事，有创造力的只是极少数被上天选中的人而已。确实，像莫扎特那样的人不可能到处都是。不过，如果不是特指那种无论是好是坏都产生了"巨大"影响的创造力，而是指那些能创造出"唯一"的新鲜产物的力量的话，我认为所有人都是有这样的能力的。

如果极端一点来说的话，在世界上所有人当中，不可能会有完全一模一样的两张脸，所以人生而拥有"唯一的脸"，这本身就已经可以说是创造了。不过我不想讲得那么偏。我这里想说的是，当事人有一种"造物"的真实感受，我现在指的是这种意义上的创造力。

有很多来我这里做咨询的人，虽然我并没有特意建议他们做什么，他们却开始画画、写小说、写诗、写和歌、写俳句、玩音乐，做了许多艺术性的事情。有人说没想到自己会做这些事，连自己都感到诧异。他们当中，有人的作品还得了奖项。

人类大概是从降生到世界上的那一刻，就携带了创造的种子。种子如果与那个人所在集体的价值观较为一致的话，就会更容易萌芽。不过在这种情况下，他的创造性也不太容易从众人中脱颖而出，可能不知不觉间就流于安逸，融入了整体的倾向性，因此他也许会怠于在集体之中找出自己的创造性。

与之相反，如果种子与他所属的集体——家庭、地域、社会、国家等——的倾向性不一致，萌芽就非常困难了。为了生存下去，他必须在一定程度上适应自己所处的集体环境。有时，他会通过强力压抑创造的种子的方式来达到这种适应，甚至连本人都觉得这样很好，然而此时就会出现一些神经症的症状，遇到一系列的困难及烦恼，并为此来找我做一些咨询。

这些人的愿望当然是早日从这种痛苦中逃出来。对此，我们一方面要回应他们的愿望，另一方面，也希望能够帮助来访者，让他们创造的种子得以发芽生长。这其实是非常困难的。让创造的种子发芽这件事，对于当事人来说，就是采取与自己所属的集体相反的生活方式，这可能会加剧他们的痛苦。

我在这里说起来很简单，但在实际操作时，就需要或斗争或妥协，或是试着转换方向，会出现各种各样的情况，最后才能产生来访者的个人"全新创造"。这里所谓的"全新创造"，指的就是当事人的人生。当来访者找到这样的方向，可以靠自己的力量来继续创造活动时，就是他们和心理咨询师告别的时候了。不过，要等到这一天，需要经历几年，有时甚至是超过 10 年的时间。

我刚刚已经说过，在这样的过程中，有时会出现艺术作品，甚至有的作品会得到普遍的好评。不过对于我来说，最重要的是创造出来访者的整体生活方式，也就是创造出那种能够说出"我活过了"的人生。创造总是伴随着牺牲的，在这种创造中也自然会出现一些生活上的牺牲。必须明确地意识到这一点，具备敢于牺牲的自觉，才有可能说出"我活过了"这样的话。

当真实地感受到"我活过了"以后，人就能够清楚地感觉到那种创造的真实感，就能明白有些东西是任何时候、任何人都不可能夺走的。越是明确这一点，就越不会在意一般的社会评价，而且能将其与自我评价——作为最普遍存在的一分子去承担自己的责任——稳定地联系在一起。

[创 造 力 的 使 用]

每个人都在以自己独到的方式建构自己的世界。

三四岁的孩子，父母离了婚，却不给或是只给他一个草草的交代。也许只是告诉他，从今天开始爸爸不会再回家了，却没有人向他解释为什么会这样，也许甚至从今以后，"爸爸"二字都成了最大的禁忌。我们给自己的借口往往是孩子还小，还不懂事，但其实不过是自己不敢去面对、不知如何去面对罢了。

不管是孩子还是成人，突然被放到一个莫名其妙、不合逻辑的世界里，都会不舒服，都会试图去寻找为什么。没有人肯告诉孩子为什么，没有人肯和孩子讨论为什么，那么他就只能用自己的方式，自行建构出为什么。

三四岁这个年纪，在思维上的特点是不太会换位思考，认为自己是世界的中心，世界上发生的一切都跟自己有关。于是，用他的小脑袋所能推理出来的最合乎逻辑的原因，就是因为自己，所以爸爸不再回家了。具体来说，通常是因为自己做了坏事，所以爸爸不再回家了，比如是因为自己偷吃了糖，所以爸爸不再回家了。如果以前爸爸曾经为他偷吃糖生气过，那这个逻辑就更牢固了。时间长了以后，这很可能就变成：因为我是个坏孩子（而不仅仅是做了错事），所以爸爸不再回家了，所以爸爸不要我和妈妈了，所以妈妈每天很伤心……所以我要为妈妈负责。

或者，假如说你的父母总是不停地吵架，他们似乎永远意见不合，像一对死敌。一次偶然的机会使你发现，当自己在学校里打了架，父母被老师请去之后，他俩好像第一次站在了统一战线上，联合起来对付你。那么，如果你人生最大的痛苦是父母不合，被父母联合起来说教的痛苦远远比不上父母不合，你接下来会怎么做呢？

你想必会创造性地利用自己的发现——当然，这里所说的"发现""利用"，通常都是无意识的——时不时地让自己搞出问题来，给父母"制造"结成统一战线的机会。

人人都有创造力。只不过，如果一个人总要竭尽所能地把全部创造力都花费在为不合逻辑的世界建构意义、为父母担忧、为生存担忧上，他自然就没有余力再把创造力投入到其他事情上了。从这个意义上说，心理健康了（不需要为不合理的世界找意义，不用太过担忧），学习和工作就变成一件很容易的事了。

55 内心新矿藏越挖越多

〈为什么有人总精力充沛，有人总死气沉沉〉

人不仅仅有身体能量，而且也有心理能量——这样想的话，很多事就不难理解了。即便是在同一把椅子上坐上一个小时，独自坐着发呆和在客人面前坐着，其疲劳程度完全不同。即便身体在做着同一件事，可因为做后面那件事还需要用"心"，因为运用了很多心理能量，所以会觉得比前者更累。

我所说的这些，不管是谁想必都能感同身受。因此，人类就会为了节省能量而努力。既然在工作等必要的事情上运用能量是不可避免的，那么就在不必要的事上尽量减少心理能量的使用吧！这么一来，人就变得非常冷漠，总板着个脸，生活也变得没什么情趣。因为觉得和别人见面的时候要微笑、要顾虑对方的感受等，这些都是能量的浪费。我们有时候能在政府机关的办事窗口见到这种"节能模范"般的人。他们会摆个臭脸，就好像你给他们添了麻烦似的应付你。不过，他们看起来都非常累，这一点倒很有意思。

与之相反，也有一些人让你觉得能量过剩。他们不光在工作上富有热情，而且在业余的兴趣爱好上也非常活跃。他们和别人见面时总是精神奕奕，而且各方面都会为别人考虑周全。即使是这样，他们却并不怎么能看出疲态，甚至可以说比一般人还要有精神。

每当见到这样的人，都会让人觉得，有的人天生就拥有充沛的心理能量，有的人天生就拥有较少的心理能量。就像是每个人在能力上都存在一定程度的个体差异一样，人类的心理能量差异也是与生俱来、因人而异的吧？这个命题实在太大了，所以在这里姑且先不予讨论，还是来看看其他的事吧。

不和其他人比较，就先来想想自己的情况。假如说你很喜欢下围棋，可你打算把用在下围棋上的心理能量减掉一些，好更多地将其运用在工作上。于是，你和朋友下棋的次数减少了，努力想在工作上加把劲，可结果是不是真的能那么顺利呢？或者假如说，你以前都完全不做什么运动，可突然之间因为朋友的邀约开始打网球了，结果发现这还挺有意思的。于是你渐渐地对网球越来越有热情，热衷于网球练习。这种情况下，工作效率是不是就逐渐有所下降了呢？——令人意外的是，多数时候，这往往不会有什么显著的变化；甚至有时候，虽然因为要练习网球必须比以前早起一个小时，可结果，你非但没有在工作上偷懒，对待工作反而更有积极性了。

当然了，任何事都是有个限度的，所以不能简单地说：越是在业余兴趣上下力气，工作越能做得好。不过，我们至少能够明白，压制某一部分能量的消耗使得另一部分的能量增加，这种简单的计算方法是不成立的。有时候，甚至会因为在某一部分消耗了能量而令用在其他部分的能量有所增加。

我上面所说的这些情况的出现，是基于这样的事实：人类并不是物品，也不是机械，而是活的生物。

人类的心理能量被埋在许多矿藏里。因此，挖掘出新的矿藏，能量的供给也可以变得与以往不同。我觉得，如果不去挖掘新的矿藏，而只是完全依赖自己"手上"仅有的这点能量，那么这种情况下，要在某个地方运用心理能量，就确实需要从另外的地方把所需的能量节省出来才行。

如此想来，一门心思想着要节约能量，而倦怠于挖掘新的矿藏的人，简直就像是抱着金饭碗挨饿一样。或者还有一种情况是，没被挖掘的能量在内在活动着，所以人会莫名其妙地烦躁不安，有时还会出现能量爆发的现象。这就表现为那些总是很冷漠、平时几乎不会表现出情感的人，会因为一丁点的小事，突然间变得怒不可遏。

如果能够顺利地挖掘出自己内在的新矿藏，那么，即使比其他人有多出许多倍的活动，也不会感到有多累。这是因为心理能量的流动通畅，所以效率会有所提高。与人交往时也同样如此，与其想要节约心理能量，倒不如让它流淌得更通畅，这样效率才更高，而且，也可以借此让你发现新的矿藏。

舍不得放出自己的心理能量，往往是让自己吃亏。

[节 流 与 开 源]

大家想必都听过"开源节流"这个成语。开源者，开发水源；节流者，节制水流。这话曾被荀子用来阐述富国策略：明主必须"节其流，开其源"，既要节约，还要抓生产。

心理的能量也是一样。如果水源不丰富，我们只能想着节约："别把精力浪费在追女孩子上面，留着干点正事吧。"不过，要是真能够因为这样一句劝导就完全忘了追女孩的事倒好，就怕是理智上要求自己要留着精力干"正事"，情感上却没法把女孩从脑子里赶走，结果反倒耗费了大量精力来天人交战。就算是真能忘了女孩的事，把心理能量用来干事业，可如果水源不开，就永远只能拆了东墙补西墙，到处挪用能量。

　　所以更积极的做法是开发水源。俗话说换换脑子，或者给心充充电，这些都是开发水源的做法，不过到底哪种方法有利于开发，这是因人而异的。有的人在感到能量枯竭的时候，读读哲学书就能感觉力量大增，可这方法并不一定适合别人用。

　　基本上来说，能够帮助你开发水源，找到新能量的，是你做了能觉得心情愉悦的事。所以说，要是你看到女孩子冲自己笑就信心倍增，觉得好像有使不完的能量，那去追女孩就绝对不是浪费精力，反倒会成为你的力量之源。

　　除此之外，如果你因为某一件事或者某一类事消耗了大量能量，去做做与之截然不同的事，就更容易找到能量之源。

本书是在以《"心灵"的处方笺》为题在《新刊新闻》1988 年 2 月号至 1991 年 12 月号连载的文章的基础上，加以重新撰写的 10 章集结而成。

最初，我接受东贩公司前董事、营业策划部长（现任常务董事、近畿分公司社长）稻叶通雄及佐川二亮两位的策划委托时，完全是被这二位的人品和说服力所打动的。那时候我只打算写 1 年，最多 2 年，结果却连着写了 4 年，连我自己都觉得惊讶。我认为这在很大程度上要归功于担任编辑的佐川二亮先生及后来接任这项工作的时田厚氏先生的努力。虽然只是每月一次的连载，可实际做起来，有时却会觉得格外辛苦。这两位编辑会时不时地夸夸我，鼓励我，有时给我传达读者的反映。就这样，我才一路坚持了下来。在此表示深深的感谢。

读者的反映，以及有些我意想不到的人读了我的文章之后直接给我的反馈，这些都是让我坚持这么久的强大的原动力。借此机会也同样表达我的感谢。

我常听到的是"我就是一边读，一边'嗯嗯'地觉得非常有道理的"这样的夸奖。被夸奖我就很高兴，心情愉悦地继续写下去了，可仔细想来，别人会点头说"嗯嗯"，是因为我写出了他们原本就知道的事情。原来我所写的，其实是读者的肚子里已经有了的事。说得直白一点，那就是我在这里写的，都是常识。

把大家都已经知道的常识拿出来卖，这样好吗？对于这一点，我是这样考虑的。首先，现在是不是一个不太了解常识的时代呢？所以，就终于到了连常识都可以出书来卖的时代了。这是因为在现在日本的教育（广义上）里，对常识的教授已经急剧减少了。所谓常识，原本就是在家庭及地域内，由个人传授给个人的东西。这种机会减少得太厉害了，而且传授常识的人对待常识也失去了自信。因此，孩子们就失去了掌握常识的机会。

真是可怜。也正是因为这样，才出现了许多有好多知识却没有常识的人。被常识束缚着生活，我觉得也有点问题，但没有常识却总是令人不快。媒体一类的地方，总容易拿"非常识"当作卖点，所以也许会让人产生"没有常识的人会比较有价值"的错觉。但是对于不了解常识的"非常识"，我可是喜欢不起来。

能想到拿常识做卖点的《新刊新闻》也很了不起。不过，所谓常识，是人肚子里已经存在的东西，却很难用语言表达出来。从一个人到另一个人，在无言之间传达的东西就是常识，因此要想说出它，是格外困难的。如果所有人都共同拥有常识的话，就什么都不用说了，可是因为现在的状况如我前面所说，所以就产生了用语言说出常识的必要，但做起来会发现真的是非常困难。这是我经历了千辛万苦、绞尽脑汁才想出来的，所以单看标题，会让人觉得是"非常识"。看到标题，你会觉得"哎？"；读下去，会发现里面写的都是非常常识性的东西，所以会"嗯嗯"地觉得很有道理。

我在最开始写过"人心不可测"，这是理所当然的。然而，现如今却有必要说一说这种理所当然的事。你如果试着去书店里走一圈，就会因为竟然有那么多写着可以读懂人心的内容的书而震惊吧。我在和第一次来咨询的人会面之前，都要在自己心里，像念咒语一样地默念"人心不可测"，所以我才得以避开心理咨询师常犯的错误——以为很快就能了解他人内心。

所谓"咒语"，其实是我从远藤周作[①]的《善于生，善于死》中学来的。不是靠说是对是错，也不是靠说"是别人教给我的"以让自己心情平静，而是靠默念"咒语"让心情平静。我很喜欢"好事可是不成双的"这句咒语，常常会默念它，念这句咒语的时候就能让自己想通，就能变得高兴起来。虽然算不上是格言或是箴言，但是读者如果能从这本书里找出那么一句话作为自己的心灵"咒语"的话，我会觉得万分荣幸。

本书的出版，受到新潮出版社北村晓子女士的大力帮助。和前述在连载时尽心尽力的诸位一样，在此一并致以衷心的感谢。

---

① 远藤周作（1923—1996），日本小说家，也写有随笔、文艺评论及戏曲作品，日本信仰文学的先驱。——译者注

河合先生最爱挂在嘴边的三句话，第一句是"不懂呀"，第二句是"好难啊"，第三句则是"我很感激"。

有些事情，我怎么想都想不明白，就跑去请教河合先生，他几乎都会先用一句"好难啊"对付我。事情很难、很费解，这我也知道，所以就总恨不得再从他嘴里撬出点什么来。于是，接下来就该"不懂呀"登场了。或许你以为我该就此丧气颓废了，但事实却并非如此，甚至可以反过来说我更安心了。这种安心里，有"是啊，连河合先生都不懂，那我搞不懂也是当然的了"这种成分，但也不光如此。

343

河合先生口中的"不懂"，并不是话题的终结，而是让人隐隐觉得还有后话。从语感上来说，关西方言里的"不懂"和我们平日里断定式的"不懂"之间有一点微妙的差别。"不懂呀"的"呀"这个语尾的余韵，是用来计量"不懂"的程度的。换句话说，在对待"搞不懂的事"

---

① 谷川俊太郎，生于 1931 年，日本著名诗人、翻译家、绘本作家、脚本家，生于东京，其父为哲学家、法政大学校长谷川彻三。谷川俊太郎于 21 岁时出版处女诗集《二十亿光年的孤独》，现已出版诗集、诗选集 80 余部。他的诗作被翻译为中文、英语、法语、德语、斯洛伐克语、丹麦语、蒙古语等，在世界范围内拥有大量读者。被誉为日本现代诗歌的旗手。——译者注

上，河合先生与我的情感是相通的。

　　当然了，我"搞不懂"的深度是远远不及河合先生的——两者完全不可相提并论。尽管如此，"搞不懂"也并不是指那种脱口而出的"不懂"，在这一点上我俩还是互相"懂得"的。与其随随便便给出答案，不如先表示自己"不懂"，这样反而能逐步与答案靠近，这一点我非常赞同。河合先生通过"不懂呀"来暗示我："懂"并不能让你接近答案，但这也不意味着你从此就不需要语言了。在这个问题上，河合先生借鉴了上田闲照①的观点，说了"用语言说出，再自然形成语言"这句话。

　　所谓"用语言说出"，就是通过语言，你"以为自己懂了"，对于许多"以为懂了"的事我们大概会想再问问他，你懂的到底是什么。而没有了语言，回到没有语言的世界不停追问，虽然过程会很痛苦，但问题的答案就会在这样的过程中"自然形成语言"。这看起来与一开始就形成的语言无异，但其实和一开始"以为自己懂了"的语言则完全不同。

　　河合先生自己肯定也没少经历这样的过程，所以才能在这本《心的处方笺》中写下如此之多的语言。不过，这种"用语言说出，再自然形成语言"的河合先生的语言，绝不是什么晦涩难懂的语言。他说的每句话都丝毫不令人费解，都有

344

---

① 上田闲照，生于 1926 年，日本哲学家，京都大学名誉教授。——译者注

着让人连连点头说出"还真是这样啊"的力量。对于那些我们"以为自己懂了"的"常识"，他稍微换个角度，说出的话就能让我们有彻底颠覆之感。虽然河合先生总是像说口头禅似的说自己只是个"常识人"，但其实他绝不仅仅是普通的"常识人"，而是那种能让常识变得更深刻的"常识人"。他所说的"常识"也许看起来很新鲜，但全都是自古以来人类智慧的结晶。因此，这些"常识"本身就有着让我们全身心接纳的力量。

以往那些伟大的学者，总是热衷于写下一些艰涩难懂的话，让我们觉得分量十足，可同样身为一个了不起的学者，河合先生却能用让数以万计的普通大众都能读懂的语言来阐述自己的观点看法。河合先生拥有与单纯的学术派学者截然不同的语言分量，这种分量是从何而来的呢？这应该可以归因于，河合先生既住在学问的世界里，同时也常年保持着与来访者的密切联系吧。可以说，河合先生从来没有失去与真实的人生之间的联系，他不断地从来访者身上汲取常识，而且收获颇丰。

"好难啊"和"不懂呀"也是一样。"这种事就连河合先生这种学识颇丰的人都觉得困难"，这种想法反而会让我们备受鼓舞。他让我们感觉到，难并不是放弃的理由，反而正是因为难，我们才必须拨开草丛钻进困难的密林中找寻答案，这也正是活着的意义。

这种意义正好可以与河合先生的第三句话"我很感激"联系起来。曾经读过的书、某个人的一句话、来访者的反馈……河合先生似乎每天都在不停地对什么表达着自己的感激之情，甚至有时让我觉得，真有这么多事值得感激吗？可当河合先生对我说"很感激"的时候，我真的会对能说出这句话的河合先生这样的人充满深深的感激。这种时候的河合先生，简直就像是小孩子一样富有朝气。

　　现在真的很少有人用"感激"这个字眼了，虽然也有人像我一样常常用"感动"，但的确极少用"感激"，因为感激要比感动的内心活动更为激烈。不过，河合先生并非那种容易激动的人，他可算得上是个老江湖了——这么说我也一点不觉得失礼。比方说，对于他已经重复上千次的箱庭疗法，他还能对其中某一次表示出非常强烈的感激之情。我想，也就只有像河合先生这样朝气蓬勃的人，才有勇气重复说出"好难啊""不懂呀"这样的话吧。河合先生总是说，在繁杂困难的事情中，在百思不得其解的事情里，都隐藏着难以言喻的人类心灵的丰富性及可能性，人类的心灵没有终点，也没有终极答案。

　　河合先生还总是叨念着，希望自己从大学退休之后，能成为一个讲故事的人，周游世界，但却一直没能成行。然而，我偶尔听听河合先生的课，再看看像《心的处方笺》这样的书，不免心生感慨——河合先生此时不已然是个讲故事的人了吗？这本书，光是读一读目录就已经觉得饶有趣味了，一个个简洁质朴的标题，完全可以当成自古传诵至今的谚语一样来读了，内容也如此。

比方说"好事不太可能成双"，这已经成为在河合先生的读者中竞相传诵的流行语了，就连我自己也是这样，每当遇到事的时候，就会像念咒语一样不断重复这句话。如此富于力量的语言，实属罕见了。这句话在《故事谚语辞典》里以"好事不成双"的形式已有记载，所以并非是河合先生首创，但经过河合先生的改编润色，这句话有了口头语所独有的温暖的魅力。

据说，河合先生写文章基本上是一气呵成，不做任何修改。他写出来的文章，就像评书段子一样风趣。他到底是怎么做到这个的呢？考虑当中的理由恐怕很难，但请允许我用一句话来说明河合先生的文章，那就是，他的文章可以说是最无私的文章。河合先生曾经对我说："我就像是一个管道一样。"所谓管道，不正是要最大限度地对他人敞开自己的心灵吗？

不过，这种无私并不等于失去自我，那恐怕是任何人都无法做到的吧。从既成的价值标准和伦理中将自己解放出来，不急躁地做判断下结论，静待自己的心与他人的心发生共鸣，我想，这就是真正的无私。不过，即便是在这种时候，河合先生也丝毫没有觉得自己的心灵被压抑。他说，如果感到愤怒的话，就老老实实地表达出来。这些话他也写进了他的书里——抹杀自己的同时，也是在抹杀他人。

同样的观点，河合先生也曾用了"非情之情"这样的话来表达。我想，他之所以说出这句话，怕是因为看了夏目漱石的《草枕》①而有所触动。不过，正是这种与我们日常生活中体验到的喜怒哀乐完全不同的情感，才促成了河合先生与他人之间的这种密切的联系吧。这种"非情之情"，比感伤要严肃得多。不过，对于河合先生来说，那一定就是那些让他重复说"好难啊""不懂呀"，让他不知疲倦地讲述，让他感激的东西。

---

① 《草枕》是夏目漱石的代表作之一，其中，他提出了"非情"这样的文学创作理念。《草枕》不但不描写感情纠葛，而且主张"离却人情""非情"，并大量使用禅宗语言。——译者注